医生，你在想什么

王兴 ———— 著

上海译文出版社

序

王兴又出书了。我已经记不清他出了几本书，但我能确定他还要再写下去。

对于一个一直持续深耕自己专业又会讲故事的人来说，这是一件确定会发生的事情。写书的快乐可能只有作者知道，但书籍的价值对于医生、病人的帮助，可能远超想象。即便是我们编纂的管理学书籍，多年之后都会有同行说被其中的某一句话感动，从而影响了他的职业轨迹，更何况是和老百姓息息相关的医学科普书呢。

这本书是关于医学思维的，很有趣，让每个医学专业的读者都一下子回到了自己上医学课的时候。老师确实都是这么教的，我们也都是这么做的，但时间久了，医疗行业也发生了微妙的变化，越来越多的人不理解为什么医生要这么问诊，检查要这样安排。这本书给出了答案，告诉你医生是怎么想的。

医学思维，是医生在面对复杂病例时作出准确判断、诊断和治疗的关键。通过运用医学思维，我们能够更加客观、全面地分析病情，找出最佳的诊疗方案。医学思维的价值不止是对于病人而言，在医院的高质量发展过程中，培养和应用医学思维对于提高医疗服务质量具有不可或缺的价值。

首先，医学思维有助于提高诊断的准确性。在面对病人的病情时，医生用医学思维来整合各种临床信息，判断病因、病理和可能的并发症。这种全面分析和批判性思考的方式可以帮助医生在复杂病例中迅速找出关键线索，从而提高诊断的准确性和效率。

其次，医学思维有助于优化治疗方案。医生需要根据病人的具体病情、病史、药物过敏史等多方面因素来制订个性化的治疗方案。运用医学思维，医生可以更好地权衡治疗方案的优劣，确保病人获得最佳的治疗效果。用作者的话讲，我们如何从复杂的医学行为中，让医生和病人共同努力追求"有效的医疗"。

此外，医学思维在预防医学领域也有着重要的作用。在公共卫生事件和疫情防控中，医学思维能帮助医生快速识别病原体、传播途径和易感人群，从而制定有效的预防措施和干预策略。这种思维方式有助于减少疾病的发病率和死亡率，提高社会的健康水平。

在这本书中，作者通过生动的案例和深入的分析，向我们展示了医学思维在临床实践中的应用。他用智慧和热情诠释了一名医生在面对病人时是如何运用医学思维的，我想这些"掏心窝子的话"，会让更多的病人受用。

祝愿每位读者在阅读这本书的过程中，能感受到医学思维的魅力，从而更好地理解和支持医疗工作者的工作。

上海市健康促进委员会办公室副主任

上海市卫生健康委员会健康促进处处长

王彤

2023.5.1

目 录

前言

医学思维是你与一位医生最短的距离

首先，从两个误会说起。

第一个，是对疾病的误会。

我于2006年进入北京大学医学部，开始了8年的医学学习生涯。说起来你可能不信，作为一个医学生——

我从中学开始，就一直坚信自己有某种疾病。我从小到大一直非常瘦，一米七几的个头，却只有110斤左右，"麻秆"这个词真是伴随了我当时短暂而又自卑的前半生。我好希望世界上有个神奇的药丸，吃过之后就可以获得健壮的男同学那样的"男子气概"。所以在学习临床知识的时候，就觉得什么病自己都像得了。刷牙流血，我就觉得自己得了白血病；经常便秘，我就觉得自己得了肠癌；学到了甲亢，我就感觉和自己急躁的性子非常符合。但是后来经过了漫长的学习和自我检查，我慢慢意识到，我得的病其实叫做——医学生综合征，这个疾病也不独属于我，每个医学生都或多或少经历过。

学医会让你产生迷思——是不是我们每个人身上都有一些不那么正常的地方，只要一种神奇的药物或者一种巧妙的手术，就可以"一键恢复原厂设置"了？但是在学医、行医的过程当中，我越来越觉得这只是一种美好的幻想。医学不是万能的，在很多时候甚至是无力的。

人产生的大部分症状都并不算是疾病，大部分疾病也没有明确的病因，大部分的病也无法治愈。与医学无力感的抗争会持续很久，直到我认识到这个世界终究还有一些事情我可以做，有一些人我可以救。仿佛出走半生，归来后的我仍是那个白衣少年，正举着右手骄傲地宣读希波克拉底誓言。

后来，我的体重通过健身增长到了 140 斤，我才发现，我所谓的"瘦弱"，只是因为怎么也吃不胖的体质。这哪里是我的弱点，这明明是我的天赋啊！

但是这个持续了十余年的误会告诉我，与疾病的斗争，以及和解，是每个普通人一生的必修课程。

第二个，是对医生的误会。

我不知道大家对于医生的感觉是怎样的，我最开始对医生的理解和想象，来自动漫里的船医，这个角色非常吸引我，我也愿意成为别人战斗时背后的依靠。于是在选择专业的时候，我两个志愿都报了医学，第一志愿北京大学医学部，第二志愿协和医学院。生活嘛，要的就是个梭哈。但当我大三跑马拉松后因为脚伤去看病的时候，却觉得医生真的很冷漠。作为一个医学生，我准备了一整套说辞，想请医生学长好好帮我看看。

但我进了门诊后，觉得他并没有仔细问诊，也没有好好检查，就和我说没事，我再想问哪怕一个问题，收到的都是不耐烦的逐客令。我能够理解生命是一件宝贵的事，因此我们将信任与尊重交予医生，以示我们对生命的尊重。当时的我认为自己虽然不知道要成为怎样的医生，但至少明白自己不要成为怎样的医生——我学长那样冷漠的。

但事情就巧在，当我进入临床学习时，这个医生学长成为了我们的带教老师。尽管有情绪的滤镜，但我仍瞬间就被他的睿智、热情和个人魅力感染了，我坚信这就是我要成为的医生。可是，为什么同样一个人，却可以有两个截然不同的态度？

后来我也做了医生，我终于理解了，医生在门诊时，更多的职责是快速判断这个病人有病还是没病，吃药还是手术，要不要住院。简单来说，就是"筛查"。我当时确实没用药就很快好了，没有浪费一分钱。从这点来看，那位医生学长其实是高标准完成了任务的。我写这个误会并不想说明医生就应当是冷漠的，但至少化解了我心中多年的疑虑，让我可以从医生的视角去思考，怎样才是"有效的医疗"。

医生也是基于对疾病、医学、医疗的基础认知，才训练出属于医生的一套思维方式。一旦普通人对于这种思维方式有更多的理解，恐慌和不安就会减少很多，取而代之的是理性的分析与决策，从而实现"有效的医疗"。因此，学会医学思维，可能是普通人与医生之间最短的距离。

那，什么是医学思维呢？

我们有的是医疗信息，却没有"医学思维"。

我们知道，病人对医生的尊敬，往往来自对疾病的疑惑，以及对医生神奇能力的"盲目崇拜"，这是构建了医患角色关系，决定医生统御地位的基石。但随着信息的开放，医学知识不再是高深莫测的东西。一个人来到医院和他的医生沟通之前，他可以轻松地通过百度、谷歌、维基百科对这个疾病的来龙去脉做一个大致的了解。更有能力者可以通过 pubmed 等数据库了解到目前所有最新的文献综述。理论上讲，病人在对信息的获取上与医生是一样的，信息不对等更多来源于医患双方对信息整合理解的能力不同，而并非信息获取本身。

任何思维走到最后，都可能会成为一种直觉。这种直觉不是猜测、不是臆断，而是建立在大量的学习和实践之上的一种经验性的本能。对于医生来说，医学思维就体现在：他可以迅速地判断一个人到底有没有生病，是不是需要治疗。例如，两个人同时来到急诊，一个酒气熏天大吼大叫，一个捂着肚子闷不作声，也许闷不作声的那位才应该是第一顺位抢救的。

所谓医学思维，就是医生在掌握了有关人体和疾病的生物学规律之后，根据病人的症状、体格检查和实验室检查做出相应的诊断，并且依据诊疗指南向病人提出合理的诊疗建议，并指导或者直接为病人完成治疗的过程当中，贯穿始终的思维模式。

医学思维包括几个维度。

理性思维。对于一个病人的病情，我的判断是什么？对他来说有效的医疗是什么？如何选择性价比最高的方案？（怎么解决问题）

批判思维。我的判断有没有可能是错的？有哪些不支持我判断的依据？（怎么规避风险）

科学思维。临床的指南是否需要改进？新的临床发现是否可行可信？一个可能的病因和疾病之间是相关性还是因果性？（怎么看待技术进步）

为了理解和获得医学思维，最直接的一种方式当然就是报考医学院学医，但这对大多数人来说肯定不太现实，也完全没必要。那么，没法接触医学课程的普通人，可以掌握基本的医学思维吗？

我的答案是，可以。

我不知天高地厚地，希望用这本书带全社会一起学一次医。我认为医学的知识并不比任何一个行业高深，律师思维、建筑思维、艺术思维、管理思维都可以很快地通过一些基本知识的掌握（问诊、查体、病历诊断），从而完成自己熟悉的思维模式到医学思维的迁移。

作为一个经历了十余年医学学习和工作的医生，我想先来分享一下，一个医学生的学医生涯大概会学习的主要内容：

第一部分，是基础医学，包括人文、数理、生化、解剖、遗传、微生物、寄生虫……（几十门大课不一一赘述），它解决的问题就是常识，是对生命、疾病和科学的理解。

第二部分，是桥梁课，包括诊断学、检验学、影像学，以及沟通学，学习的是一些进入临床学习前最基本的技能。这相当于学了10年军事理论，送到战场的第一天开始，首先要学习怎么给手枪上子弹。

第三部分，也就是临床医学，会全面地学习内科、外科、妇产科、儿科的疾病知识。

对于医学生来说，这三个部分显然都很重要。但对于普通人来说，讲基础医学，不但枯燥，而且无用；讲临床医学，也许有趣，但也许只能够增加你对某一种特定疾病的认知。

所以我选择的是第二部分——桥梁课。这既是医学生学习最兴奋的阶段，也是我认为对普通人来说最实用的。因为它能够真正让你理解医生是怎么问诊、怎么查体、怎么得出诊断的。通过它，你可以感受到医生的思维模式，并学着像医生一样思考。

培养了医学思维，能做什么呢？一旦你有了医学思维，在看病时会发生什么神奇的变化呢？

很简单，如果你一不小心获得了医生的全部大脑，那么你就可以轻松地理解为什么你明明只是吃坏了肚子，医生却会问你的性生活史；你也可以理解为什么你明明肚子已经很疼了，医生还要按你的肚子，直到你嗷嗷叫了为止。你还会了解，医生听诊之前为什么总是把听诊器头用手攥一攥，按肚子之前会让你把腿蜷起来。这些个"讲究"，都是为了什么。

你可以理解医生行为背后的思考和动机，从而至少可以获得几个能力：

第一，寻找及判断最适合的医生的能力；

第二，为自己和家庭选择最合适的健康规划方案的能力；

第三，理解疾病和现状的局限性，从而不再焦虑、从容生活的能力。

刚刚我们讲的，更多是对疾病、医生相关的认识。但医学思维的涵盖范畴不止于此，它还包括和医疗整个流程相关的一切，因为在中国做个有同理心的医生，不仅要懂人文，更要懂世俗。

美国哈佛大学医院的教授挑选学生的时候，采用这样一条有趣的标准：For learning medicine, the things out of medicine make a difference——意思是对于学医来说，那些非医疗的部分才是我们与众不同的地方。

我们一定能够理解，那些"非医疗"应当指的是关爱、共情、倾听等这些人文范畴的东西，但其实我们在身处的实际医疗环境中，更常见的却是"钱""关系"这些社会经济范畴的东西。

几乎每个人都能理解一分钱一分货这个道理，但是唯独在一件事情上无法理解，这就是生命。在医疗这件事上，任何国家、任何组织、任何医疗模式都不完美，但是反思可以让我们医患在内的所有人都静下来想一想，我们究竟从哪里出发，才能寻找到"有效的医疗"，而不是"昂贵的医疗""浪费的医疗"和"伪善的医疗"。

本书无意站在空中楼阁对医生和病人的行为指手画脚，而是从一个一线医生的视角讲些白话，从你的朋友的视角给你些建议。这并不是一本社科类书籍，无意得出一个"医学无敌"或者"医学无用"的结论，更不是要揭露行业的真相与内幕。我只希望通过我浅薄的知识与经验，将我认为对你来说"有效的、可以习得的"医学知识传递给你，帮助你构建属于自己的医学思维，再和你一起探讨关于疾病、关于就诊、关于"有效的医疗"的那些话题。

第一章

医生：
到底在想什么？

第一节　问诊：一问一世界，一答一菩提

　　刚上完问诊课，我们一个 10 人的见习小组被带到心内科病房，我和另一位女同学自告奋勇去演示问诊，我竭尽全力把刚学过的都事无巨细地演练了一遍。这个病人开始还很高兴，认为自己得到了更细致的优待，平时问诊只有 5 分钟，这次终于可以享受个极致。结果，一个多小时过去，病人被"盘问"得快无话可说，问："快完了吗？肚子饿了。"最终，老师夸奖了那位女同学，评价是"明白、到位"，对我的评价是"还行"。那时的我无法理解什么叫"明白"和"到位"，但是知道"还行"应该算不得什么夸赞。于是我在黄昏之后又潜回病房，从病人的面相上估摸出一个好说话的，鼓起勇气走过去问："我是来学习的学生，请问我可以问问您的病情么？""可以啊，当然！"——这便是一个年轻医生正式进入角色的时刻。

我自己去门诊看病时，曾经试图全文背诵想好的病情，但是刚背一句就被医生打断了，这就像中学语文课时熬夜背诵全文第二天却赫然发现不考。这种进入医院门诊前的紧张和焦虑感，我想很多人都有。正是因为知道并且担心医生时间紧、任务重，分给自己的时间有限，有可能导致误诊和漏诊，耽误治疗，所以才不希望因为记不住病情掉链子。

面试都有面试经，看病，应该也有个经验介绍吧。如果知道医生问诊背后所体现的思维，你不但能更清楚该如何配合，让信息的传递更有效率些，也能瞬间判断这是不是一个思路清晰的医生。

01. 线索逻辑有且只有一条

虽然大多数人接触医生都是在门诊，但我们要了解最完整、最标准的问诊，还应当是在病房里。虽然我们中的大多数人都没有住过院，但无论是陪伴家人住院，还是自己去医院生产，你都会碰到一个年轻的医生站在你的床旁，或者把你叫到办公室，询问你的一些情况，而这个过程，就叫做问诊。

问诊的直接目的，是了解你的全部与疾病相关的情况，并书写一份合格的病历。所以问诊的标准模板，就是病历的标准模板。

第一，主诉。

一般写作"症状 + 持续时间"，意思就是你到底因为什么来看病。

你回想一下，医生和你说的第一句话，通常是"怎么不好？"而不是"很高兴为您服务！"。"怎么不好？"这不是一句问候，而是医生最想知道的事，也就是你到底是什么原因来看病的，这叫做"主诉"。"诉"乃倾吐之意。"尿尿尿不出2天"，这就是个典型的症状＋持续时间的表述，如果把它还原成医学术语，叫做"排尿困难2天"，这样医生就大概了解几个要素：第一，这是我们泌尿外科的毛病，病人没有挂错科；第二，这个病人出现了排尿障碍，几种疾病的可能性就已经进入了我的大脑，我就需要启动后面的问诊和检查来逐一排除；第三，2天是相对急性的状态，我就会更关注是否有需要紧急处理的情况，如果是2年，我就更需要了解他中间的疾病治疗和转归过程。

第二，现病史。

现病史通常就是要把这次疾病的起因、经过和结果问清楚，包括症状的诱因，发生发展的状况，以及是否接受了什么治疗、效果怎样。

现在假设你是医生，病人像下面这样陈述，你需要怎样追问？

"大夫，我就是前几天跟家里人吵了一架之后开始觉得有点胸口憋闷，然后歇了一会儿就好点，这两天又一直有点……我不放心了嘛，就想来看看。"

听完，我第一个反应是这是一个非常典型的心绞痛病人的症状，那么接下来，我就要用我的专业能力辅助我去把它的症状问详细。

前几天是多少天？去年、前年甚至再往前有没有犯过？这体现的是病程的长度，如果以前也犯过，那说明是稳定的。接着可以顺便问下以前犯的时候有没有去看过，做过什么检查，如果有的话，也可以拿出来和现在的检查进行一个对比。

之后是诱因，心绞痛的最常见诱因是劳累和生气，但这一点千万不能任由病人大肆发挥到家庭伦理剧的范畴，否则很难收场。然后是确定她的关键症状，也就是"胸口憋闷"是怎么个闷法，到底是闷还是疼，每次持续多长时间，间隔多久犯一次，什么部位，有多严重，有没有放射到什么其他部位，有没有自己吃什么药物，吃药之后能不能缓解。这一切的问诊，为的都是可能的诊断，以及疾病程度的判断，还有后续治疗的思考。对于关键症状的问诊，是最需要花时间和精力的，一方面是确定病人所描述的症状是否属实（例如有些人说肾不好，看了半天肾内科发现他说的是性功能不行），另一方面也边问边思考我能为这个病人做些什么。

比如你吃了某种药缓解了，那么说明症状较轻，或者药物效果较好，后续我也可能会延用这个药物。如果你每次胸闷持续很久都不缓解，可能说明是不稳定的心绞痛，有心梗的风险，下一步我也许要安排更进一步的检查。说白了，我通过这些问诊能明白，这个病人是单纯来开药的，还是觉得药不行想换药的，或者是不是有必要再详细检查，或者进行手术。

要注意，任何和这次疾病不相关的都不属于现病史。例如讲心绞痛的时候说以前得过高血压，骨折过，或者有过阑尾炎。病人分不清，但是医生会引导你，说别着急，这个等会再说，咱们先把胸闷这件事儿说明白。

第三，既往病史。

就是以前生过什么病，做过什么手术，有过哪些特殊的治疗，是否有过敏史，是否接种过疫苗，目前在服用哪些药物，等等。

医生了解既往病史有两个目的，一个是要判断你不在意的既往病史和你的现病史是否有关联。之前有个病人说撞了之后腿疼，然后说以前得过肺癌，那么我首先需要警惕一件事情，就是这次腿骨折有没有可能是病理性骨折，也就是由于转移癌导致的局部骨质坏死、脆弱。

第二个目的，是因为现代人都不一定只有一种病，特别是老年人身上经常挂着一系列疾病标签。在治疗疾病的过程中，医生也需要去兼顾其他疾病，例如需要给病人开高血压的药物，控制好血糖，肾衰竭需要透析，或者长期服用激素也许对手术有一定影响。对于马上要做手术的病人，医生会问你有没有长期口服阿司匹林、波立维这些抗血小板药物或者其他抗凝药物。

另外，以前做过什么手术，有过哪些特殊的治疗，是否有过敏史，医生通常会采用提问的方式询问，假如你真的说对什么过敏，医生才会细问你是如何过敏的。这些问诊如果存在疏漏，就有可能给未来的治疗带来不必要的麻烦。一个需要做食管手术的病人以前做过胃的手术，但是年轻医生既没有问到，病人也忘记说，就导致手术当天才发现，于是暂停手术，重新进行手术方案的设计，这是因为胃的切除会严重影响食管切除后的重建方式，例如用小肠或者结肠来替代食管。

第四，其他病史。

个人史，包括职业、工作、疫苗接种、有毒有害物质的接触史等。对于职业工作的询问很多时候取决于和症状的相关性。假如一个20多岁的男性肺部有阴影疑似肺癌，但毕竟年轻人很少得肺癌，我就只能多方去寻找原因，例如病人有没有长期接触化工原料或者石棉，是不是矿井工人，等等。

另外，询问职业不只对诊断有用，对治疗也有价值。如果是演员，对于手术切口可能会更有要求，如果是以唱歌为事业的，那么医生就更要注意手术或者药物对声带和神经的影响。

婚育史，月经史，家族史。对一个人的了解越多，越有可能发现病因。例如有些自身免疫性的疾病，就与反复的自然流产相关。育龄期女性需要手术的话，通常要避开月经的前面几天，多数医生认为这会影响病人的凝血功能。有小姑娘因为腹痛来就诊，询问月经史也是个必要的过程，因为如果停经一段时间，即使病人否认与他人发生关系（通常是身边站着其他家属的时候），作为医生也需要敏锐地想到宫外孕破裂这个疾病。

询问家族史的初衷是认为父母患了这个病，子女患这个病的可能性就高，这对于发现一些家族遗传病有帮助，例如年轻的女孩结肠多发息肉，就要通过家族史来排除家族性结肠息肉病，如果是的话需要进行结肠的处理，同时也告诉病人，毕竟她需要知晓自己生育后代的影响。但是像癌症、心血管病，已经慢慢成为家家都可能摊上的事儿，不会对诊断带来更多帮助，就需要放在相对次要的位置。

02. 定位需要技巧

多年之后，当我通过岁数的增长和头发的稀疏逐渐进步为一名相对成熟的医生后，我才大概理解了问诊的"明白、到位"指的是什么。这就像阅读，你最初不能判断作者写得好不好，只有当你读得多了，甚至自己也写了一些，你才会惊呼，曹雪芹真是神人，鲁迅不愧是文豪，因为你看懂了文字背后的思想深度。什么叫做"问诊问得明白"，是你能明显感觉自己就像一只落在医生蜘蛛网上的小虫子，医生用医学知识构建起一张信息量巨大的网，你在哪个节点，医生心里明镜一般。

适当打断

在问诊的时候，病人经常会不自觉地跑偏。但这并不是因为病人啰嗦，或者不会讲话，正相反，很多病人的条理比医生还要清楚。这主要是因为，病人很多时候分不清他讲的东西和疾病有没有联系（例如他之前"被虫子咬过"和现在"浑身发疹子"），正是由于担心自己没有提供足够的信息供医生分析，才会尽可能地多说。很多病人（例如我）在生活中甚至是讨好型人格，会敏感地发现自己惹别人烦了，就不会再多说。但，病人被打断，这绝不是说多说是一件错误的事情。

作为医生，打断病人陈述的原因不是也不应当是不礼貌或者傲慢，而是要通过他的知识帮助病人进行梳理。医生比病人强的不是思维能力，而是由医学知识构建的医学思维能力。

例如胸外科最常见的肺结节，通常不会有任何症状，和大多数诱因关系也不大，说白了这个由于 CT 的普及才被广泛发现的疾病，"病根儿"在 CT。假如一个来看肺结节的病人详细叙述之前是怎么被媳妇气到、怎么胸痛、血压又是怎么不好的时候，我知道这些和肺结节无关，就会通过适当的打断，让病人尽量把一条主线叙述清楚。例如肺结节什么时候发现的，这些年用过什么治疗，从片子上对比和之前有没有增大的趋势，这才是肺结节是否要手术处理所需要的关键要素。当问完这些之后，我会再问，好，您之前提到过的血压的问题再和我说说吧。

病人分不清的既往病史和现病史，作为医生要帮他区分清楚。

先发散后收拢

"除了胸闷之外，还有没有别的不舒服？"

医生会先让你自己来说有什么不舒服。当让你发散性地说完之后，医生会根据自己猜疑的一些疾病，有针对性地询问几个点。比如：除了胸闷之外，有没有后背疼痛（主动脉夹层）？有没有严重的呼吸困难（气胸、肺气肿）？有没有肚子疼（胆囊炎）？当你坚定地认为你就是来看胸闷、来看心脏病的时候，医生的脑子可不是这么想。他的思维网络告诉他，你大概率是心脏病，但是其他的可能性也一样存在。发散就是通过广撒网，确定一些假想敌，收拢就是再用证据推翻自己。如果没有发散而是先入为主地询问，就有可能忽略掉一些关键点。例如病人会突然想到自己有反酸、烧心的症状，那也许提示胸闷是反流性食管炎导致的，光靠医生针对性地发问通常是没法面面俱到的。

医学思维的体现

刚刚我讲的这些发散的问诊，其实都属于伴随症状。伴随症状是什么？是说你除了这个不舒服以外，还有没有别的不舒服。

你如果仔细看医生写的病例，除了细致描述症状之外，有的还会写上很多的"否认"，比如否认咳嗽、咳痰，否认背部疼痛，否认发热等不适，这些你没有表现出来的症状，就是所谓的"阴性症状"。否认是病史的一种标准书写方法，它严谨的地方在于，它表示我问了，病人说没有，而不是我没有问到。

这一串否认代表什么？代表医生的思考，他每一个否认都代表着他曾经考虑过你有没有可能是其他疾病，但是由于缺乏相关的证据，因此他最终才得出"稳定性心绞痛"这个诊断。很多上了岁数的老大夫看病历的时候，看得最仔细的也是这些所谓的阴性症状，阴性症状最能反映出这个医生是不是考虑得全面，是不是具有科班训练出来的医学思维方式，还是一听到病人自己说"心绞痛"三个字就立马准备开检查开药。

我在前文中提到的自告奋勇问病史的时候，犯的错误其实是走向了另一个极端——面面俱到，把几十种症状一一问到，病人只是胸闷，我却盯着他问是不是排尿困难。我的道理是什么？我考虑过这可能是什么疾病？都没有。所以这不是医学思维，而只是背书。北京协和医学院、北京大学医学部里都有一些病历展，你会看到一些写到的病历本，它的阴性症状描述，多一个冗余，少一个不足，把一个人的就诊状况写得滴水不漏，处处没写"我觉得"，又处处是"我思考"。

医学思维不是一句空话，虽然病人经常无法感觉到。如今，科室的精细划分虽然提升了医生的专业性，但也导致医生的思维越来越局限。如果缺乏更广阔的医学视野和知识储备，医生就会因自己的知识丰富而傲慢，也必将为傲慢付出代价。看上去很平常的一个疾病，如果你总是相信自己的第一直觉而不假思索，就迟早会犯错。

门诊问诊像下快棋，直觉很重要

刚刚我所描述的是住院部的大病历问诊过程，是详细的、科班的，现在我们回到门诊这个真实的小世界，就是被大家诟病最多的、排队 1 小时看病 5 分钟的场景。

门诊医生讲究的是效率优先，这在各个国家都是相似的，只是中国的医疗资源相对更为稀缺。2018 年，权威医学期刊《柳叶刀》曾发表过一篇报告，对全球 195 个国家和地区的医疗水平进行打分。在全球 195 个国家和地区中，中国的排名是 48，每千人有 1.79 个医生。护士就更少了，根据 WHO《2020 年世界卫生统计》，欧盟制定的基本标准为每千人有 8 个以上的护士，美国和日本每千人护士数分别为 9.8 人和 11.49 人，相比之下，我国每千人护士数仅为 2.36 人。关怀，是需要人来做的，有四五个人同时为你服务，和一个医生既要维持秩序又要问诊还要开检查，体验自然是不同的。

在这里暂且不去评价 5 分钟看诊是否合理，我们先探讨一下，5 到 10 分钟，一个大家公认的良医有没有可能看好病，是如何看的。

门诊的首要作用是对病人进行筛选：哪些是没什么大碍，根本不需要来看病的，可以让其回家休息；哪些是需要入院进行详细检查和手术的；哪些不是这个科的疾病，需要进行转诊。医生需要迅速了解病人的病情，并作出相应的判断和动作。假如把问诊比作下围棋，病房的问诊是有相应的"定式的"，双方相互了解后才敢落子，而门诊的问诊就是下快棋，它考验的是医生的直觉，不单是发现疾病的直觉，还有判断是否有其他因素的直觉。

这样你就理解了，明明门诊的医生问的问题最少最简单，却需要至少主治级别以上的医生，因为刚刚毕业的实习医生和低年资的住院医师相对缺乏经验，对于复杂情况无法识别，他们的"直觉"过于简单。

即使是主治医师，门诊也多数是以复查开单、开药、开请假条、开大病医保报销证明这些事务性的操作为主；副主任、主任职称以上的医生，接诊的多是首诊的病人，如果病情复杂，病人是否要住院，是否要手术，就需要主诊医生在短时间内根据病人的实际情况作出决策。

门诊问诊的时间不长，医生没有办法细致地了解全部的病史，但是优秀的医生拥有猎狗一样的嗅觉，能够从病人的蛛丝马迹当中寻找到真相，也就是说，看似问得不多，问得轻描淡写，但是问的每一句都准确踩在医学思维所编织的、巨大的知识网上一个关键的点上。

我们来模拟一下。假设一个年轻人来和你说刚刚测了血压，偏高，你开始问诊。

问"以前有没有过血压高"，判断的是病程，病程长的要考虑检查眼底问题；

问"以前最高到了多少"，判断的是严重程度，严重的要住院检查治疗，避免并发症；

问"以前有没有吃过药"，判断的是治疗过程，决定现在开什么药；

问"以前有没有心慌、头痛"，判断的是有没有继发性高血压，也就是肾上腺长了腺瘤等疾病导致的血压增高，可能要转到泌尿外科去治疗……

你看，每一个问题都可能决定检查和治疗的方向，这体现的就是水平。如果你把大部分时间用来和病人聊生育史、过敏史，虽然也可以，但是不够高效。

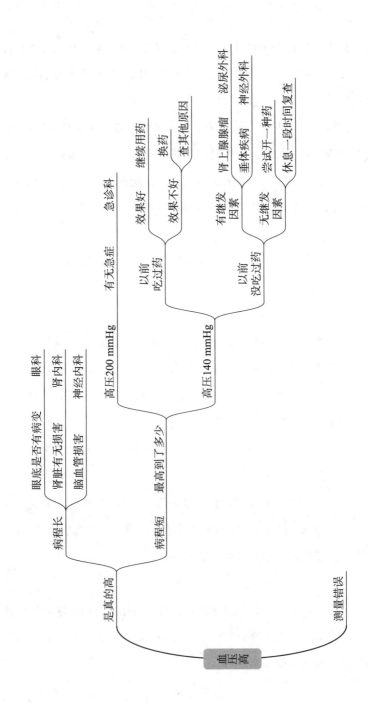

血压高

是真的高
- 病程长 —— 眼底是否有病变 —— 眼科
  - 肾脏有无损害 —— 肾内科
  - 脑血管损害 —— 神经内科
- 病程短 —— 最高到了多少
  - 高压200 mmHg —— 有无急症 —— 急诊科
  - 高压140 mmHg
    - 以前吃过药
      - 效果好 —— 继续用药
      - 效果不好 —— 换药 —— 查其他原因
    - 以前没吃过药
      - 有继发因素 —— 肾上腺瘤 —— 泌尿外科
        - 垂体疾病 —— 神经外科
      - 无继发因素 —— 尝试开一种药 —— 休息一段时间复查

测量错误

假如你是病人，如果你的医生按照上面这个思路问你，你也许不明白他为什么要这样问，但是你会有一种踏实感，觉得你的病情在医生的掌握之中。其实这不是医生的脑子有多好使，而是这个事情他做得足够熟练，才既不会漏病，也不会有冗余的问题。一个医生的专业性，就体现在思路的严谨上。

所以，问得少并不一定表示水平低，门诊看诊的时长也不是判断医生负责与否的标准，还是要看一个医生的医学思维是否成熟。好大夫在线 CEO 王航说过一句话——医生会不会看病，一眼就能看出来：他问完你的病情之后，你发现自己也对疾病的理解清晰了很多，这就是会看。

03. 不懂就问

好的医生能用自己的专业知识，通过最短的路径和病人一起找到答案，但是病人作为配合者也同样重要，因为你和医生二者都是致力于发现疾病并且解决问题的责任人。所以你去看病，最应该做的就是提供真实、有效的信息，并积极配合医生。极端来说，如果病人刻意隐瞒病情，也自然会给医生带来一些麻烦。

这种隐瞒，也未必是刻意的，有时也是无意的。

有的朋友只要出门就会化妆，甚至在病房里也会注重自己的仪容仪表，这无可厚非。但事实上，素颜更方便医生诊断。例如，口唇是很多疾病的指示剂，口唇苍白提示贫血，口唇紫绀提示缺氧，这个时候你整一个烈焰红唇，直接给医生整不会了，不合适。

还有朋友一看到医生就紧张，纠结：万一和医生说话结巴怎么办？万一医生说的专业名词我听不懂怎么办？别着急，通常医生问诊用的都是大白话，假设一些医生问了一些非常晦涩的专业词语，比如"你有心悸吗""你有眩晕吗"，这个时候千万别不好意思，你就直接问，心悸是啥意思，眩晕是啥意思。不懂不是你的问题，是医生没有做好沟通，但是装懂会闹笑话，也会搞乱医生的思考。有一次医生问病人有没有盗汗，他想了想说有，我在旁边听到补了一句："盗汗指的是睡觉的时候出汗，这通常是结核病的特征。"病人连忙说："那没有没有。"还有医生问病人有没有冶游史，病人说："最近有过。"冶游史可不是旅游史，指的是不洁的性生活史。

除此之外，尽可能记下自己最希望询问的关键问题，并且尽可能先按照医生的思路来，少一点从互联网带来的观念，不断和医生争论"网上说的"是对是错。这解决的也许不是你自身的疾病，而是你以为有的疾病。

总的来说，去医院素面朝天即可，碰到听不懂的问即可，在门诊这不长的时间内，先选择相信你的医生。坦诚和信任，也许能交换来的，也是医生的坦诚和信任。

Tips：微信问诊的医生为什么这么冷漠？

我的一个高中同学嗓子卡了鱼刺，发微信问我"能不能喝醋给化开"，我说不能。他又问"能不能吃饭吃馒头给咽下去"，我说从临床角度也不建议，还是建议去医院。我能明显感受到他的那种鄙夷，大概是觉得：一个北大毕业的医学博士，就这？这啥子也不会嘛，还这么冷漠，就知道让去医院，和普通人也没什么分别。

但是他不知道的是，医生在任何事情中都有极限思维，如果对病情不了解，那就一定会思考最糟糕的结局，来对彼此负责。我见到的鱼刺意外，比较严重的一次是病人喝鱼汤的时候误把鱼的鳃盖骨（头上比较薄而宽的那块）喝进去，导致鳃盖骨穿透食管，与隔壁的主动脉血管壁只差薄薄的一层膜的距离。在拔除鳃盖骨的时候，内镜科的老师小心翼翼地从中间剪开，然后垂直食管壁拔出，因为稍微向里捅一点就会毁灭性地大出血。拔鱼刺的全程，心胸外科就要在手术台的一旁待命，如果病人发生主动脉出血，就要立刻采取开胸手术进去止血，护士也会在之前把全套的开胸设备都准备好，因为一旦发生意外，留给我们的时间非常有限。

这种情况哪怕你只碰到一例，就会让你产生难以磨灭的印象。你当然记得小时候卡到小鱼刺时，家长都会让你咽口馒头喝口水，不一会儿就下去了。但是作为微信咨询，你永远不要，也不应该，指望通过微信得到一个简单的答案，这未必是正确答案，它只是你内心希望获得的答案。

这就是所谓的"微信咨询困境"。问的人可能随意，回答的人可能也很随意，但是产生的后果如果是灾难性的，那么咨询者和被咨询者都将付出巨大的代价，这样的故事发生得实在太多。

一位孕妇阴道少量出血，微信询问医生朋友，医生朋友也没太细问，就随口说"没事，观察观察"，可第二天孕妇就流产了。虽然我们根本无法判断这次流产是否能够通过及时干预解决，但这位医生之后应该再也不敢随口回应微信上的咨询。所以现在如果有人在微信上问我："要不要去医院看看？"我很少回复："不用去。"

很多人说，很佩服医生有专业的知识，自己就会看病，就不需要总往医院跑。但是实话讲，医生之所以能跨过"微信咨询困境"，而使用微信来解决是否需要去医院看病的问题，往往不是因为有了医学知识，毕竟医生的医学知识通常也只局限在自己的专业内。因此，我们需要探讨的是医生的思考路径并适当地借鉴。

第一，医生通常有很多同学和同事在各个科室，所以看上去他们没有去医院，但实际上等同于看过门诊了。他们不但知道这些同学里哪些是专业靠谱且好交流的，他们之前相处所产生的信任感也能够让一次交流足够顺畅。

医生通过微信咨询能够解决一些问题，但取代不了看病，就是因为微信是一个生活场景，医生在"随便看看回复一下"和"好好问问，送佛送到西"之间，几乎没有什么过渡的区域。你的一句"肚子疼怎么办"，对医生来说就要展开至少十几分钟的微信问诊，但热情地问了半天之后，我经常收到的回复是："哦，不好意思，我已经不疼了。"

第二，医生同行之间，更能理解微信帮助的有限性。一方面，医生不会依赖微信解决问题，通常只会询问一个具体的技术问题或者信息问题，例如哪款药发生过敏概率更低，孩子的皮疹使用激素类药物的适应证有哪些，哪个医院能打狂犬病疫苗等。这些问题对于医生来说，更好回答，而且不会答错。另一方面，退一万步讲，即使这次微信咨询发生了严重后果（如上述流产例子），医生更能理解微信咨询和不良后果之间未必存在因果关系，因此很少以此去追责或埋怨。

第三，医生更知道如何描述自己的问题，这是普通人最能够借鉴的。例如一次我因儿科问题请教老同学——在孩子的问题上，孩子妈妈对我的信任甚至不及某度和某书，因为我的回答可能不是完全从医学角度出发，如不带孩子去医院，未必是不该去，也许是我不愿去（这点我作为孩子爸爸确实无法自证清白）——请教的时候我简单问了句："孩子又发烧两天了，怎么办？"老同学毫不留情地批评了我，认为我把北医的传统丢干净了，描述发热怎么可以如此简单。于是我知耻而后勇地写了一小段病情描述和查体信息，老同学回了几个字："没事，歇着吧。"

所以在要不要看病这件事上，我认为医生不是全知全能。不是因为医生有医学知识而开启了是否去看病的上帝视角，而是医学思维和人脉关系起到了更为关键的作用。如果你恰好有医生朋友，又恰好对你很温柔，在你问问题的时候，就要明确你的目标，清晰认真地描述好病情。由于《病人家属，请来一下》公开了我的个人工作微信，在截至目前的5000多个好友里，有很多读者能够很好地描述问题，但也有相当多会问非常空泛的问题，例如："人活得久是一件好事么？"

医生无法通过微信告诉你"为什么"，但就"是否达到治疗的适应证"通常能给出明确的答案。例如你描述的是："孩子发烧5

天了，为什么啊？"就很难有答案；如果描述："孩子发热超过 5 天，每天超过 40℃，有黄痰，憋气，要去用抗生素吗？"这种情况，医生可能会建议你就诊。

对于熟悉的朋友要这样，对于完全不认识的医生进行线上咨询的时候，就更要尽可能详细地进行描述了。至于描述的方法，"问诊"和"查体"两节内容应当能帮你找到思路。

另外，在任何时候都不要发："在吗？"问，那就一定是不在。

第二节　查体：身体知道答案

学查体，重要的是练习。每当查体考试前，如果你不小心推开男生寝室的门，就会发现上铺有两个男生脱得赤条条的，只穿一条裤头，互相在身上敲敲揉揉的，嘴里还会念念有词："叩诊双肺清音""触诊未见腹股沟淋巴结""各心脏听诊区未闻及杂音"……有些身材瘦削又不是很怕痒的男同学，经常会被女同学借走练习。有些女同学还会大方地把自己的男朋友贡献出来和姐妹们一起学习。查体考试也是用真人，由学生扮演"标准化病人"，一天二百块钱还管饭。我怎么可能会为了钱去参加这种事情呢？我都是为了事业。考生在我身上操作查体，当然，只限于常规查体，肛门指诊等项目是不包含的。

多年之后，我去美国开会，安检时被几个美国大哥拎走了。他们在我的包里发现了一个叩诊锤——我当年考试后放在包里，一直忘记拿出来。他们问我这是啥，我不会说"叩诊锤"这个词，他们就怀疑我携带武器。我镇定地拿过来，对着自己的膝盖敲，边敲边说："If you bangbangbang, the knee will duangduangduang."警察比了个大拇指，神秘的东方学者。

你因为肚子疼就诊时，在问诊结束之后，普外科医生通常会让你躺到诊疗床上，衣服撩一下，腿蜷起来，然后开始按你的肚子，一边按还一边问："这疼不疼？这呢？这呢？"直到你"哎哟"一声，但他不会立刻松手，而是趁你不注意的时候突然抬手，看你没有那么强的痛感，他才放心地去洗洗手。

这个按肚子的过程，就是体格检查，简称为查体。这一节我会从查体的角度，谈谈医生是如何感知你身体存在的某些故障，从而得出诊断，寻找后续治疗方案的。

01. 手到也可病除

在医术还属于巫术范畴时，巫师看到人的第一眼，就会从他的面相当中寻找疾病的线索，但这种看毫无根据，只有玄学、神学和命理学等作为依据。古希腊时期，希波克拉底"体液学说"盛行，观察人四体液是否平衡是那个时期医生的重点功课。我国的传统医学也讲望闻问切，其中"望"是通过"看"来察觉病人的身体状况，包括面色、舌苔、表情等；"闻"是听声息，如洪亮或低沉，气力雄厚或气若游丝；"问"等同于我们上一节聊的问诊，"切"是通过切脉来判断你的气血状态。

只要有医学存在，就会有身体检查，几千年来，变换的是各种各样的形式，新增了器具，但是当一个人肯赤身裸体把身体交给另一个人触摸和按压的时候，这种信任和互助本就是最美妙的。你无条件地相信一个人，相信他是以弄疼你的方式来爱你，这种无法理解的别扭，就是医学啊。

在现代化检查设备出现之前，医生的徒手查体几乎是诊病的唯一手段。用个稍微冒犯的比喻，这个过程真的像极了挑西瓜。有经验的医生在病人身上拍一拍、敲一敲、揉一揉，听听声音，就能估摸个大概，然后用对应的药物去治疗，好了就说明诊病成功了，甚至可称之为神医。

老师们回忆当年的时候总会提到上世纪七八十年代，那时一个病人腹痛来到急诊，就只有查体，靠手来判断要不要开腹探查（直接开刀进入腹腔去探查，看自己是否判断正确）。如果判断正确，手术解除病变，例如胆囊炎、阑尾炎、胃穿孔，但如果判断错误，就只能再把口子给关上。所以，在现代化检查手段没有普及的时代，查体承担着巨大的责任，做判断的医生会承担极大的压力：如果过于保守，病人也许会死于消化道穿孔导致的腹膜炎；如果过于激进，可能会出现许多白开的刀。即使在有了 CT、核磁、B 超影像手段的今天，查体仍然是很多医生进行主观判断的依据。我遇到过一次，病人各种检查都没有异常，但腹痛剧烈，急诊的主任排除了他装病的可能性后再三考虑，决定给他开刀。最后发现，真的是胃穿孔，只是因为穿孔很小，CT 恰好没有看到。

"我总觉得有点不对，我还是想开进去。"他如是说。

1816 年法国医生雷奈克，用笔记本做成一个卷筒来听病人的心肺声音，这才有了听诊器最早的雏形。随后，更多工具和技术被用于查体，在博物馆里还经常能看到18、19世纪制造出的阴道窥器、鼻咽镜、叩诊锤、膀胱镜等，虽然和现在的器械相比都如同酷刑一般，例如口径很粗的金属膀胱镜要通过男性的尿道进入膀胱，至少可以劝退一大部分怕痛的男子。但感谢这些设备，使人们看到疾病的手段越来越多，看到的疾病也越来越多，能解决的问题也越来越多了。

对那个只用手在他人身体上进行诊病的时代，我经常如叶公好龙一般，发自内心地向往。

02. 视触叩听，有感而应

在现代医学的临床诊断中，查体分为四个动作，即视、触、叩、听。在实际操作中也要按照这个顺序。唯一例外的是腹部查体，是视、听、叩、触，这是由于叩和触的动作会使腹部的肠蠕动被激惹，影响听诊，所以调整了顺序。

视诊

视，也就是看，和中医的"望"相似，是看病人是否有比较特殊的体态。例如病人是自己走进来的，还是家人用轮椅或平车推入的，状态肯定完全不同。另外，我问诊的同时也会观察病人，如果看到他的手抖，就会询问帕金森病史，需要吃哪些药物；如果看到他两侧嘴角有歪斜，会确认脑梗塞或者出血病史，这对判断病人能否近期手术很关键；如果看到他口唇发白，是贫血面容，我除了他描述的症状，更关心他是否在哪些部位存在慢性失血。

触诊

触诊就是用按、揉、挤、压等动作来探查你的身体。最常见的触诊部位是肚子，这也是每个普外科医生的基本功。在触诊之前，医生会让病人平躺，然后蜷起腿，这样能保证病人腹部处于柔软松弛的状态，最容易摸到腹部的病变。之所以练习查体的时候需要不怕痒的男生作为模特，是因为肝脏触诊如果手法生涩，真的蛮痒的。

现如今，通过腹部查体摸到一个巨大腹部肿物的可能性不大，因为当代人通常不会像过去那样病到这个程度才就诊。如果病人是阑尾炎，在右下腹一个叫做麦氏点的地方会出现疼痛。为什么医生按完了之后不松手，而是在病人放松的时候猛抬起来呢？是因为如果病人突然叫出来，有明显剧痛，这叫反跳痛阳性，说明局部的腹膜也有炎症。麦氏点出现压痛未必是急性阑尾炎，再加上反跳痛，就基本可以下诊断了。

从这个角度来说，医生的查体，确实是通过弄疼你的方式来进行的，如果疼了，就是阳性体征，没疼，就是阴性体征。尽管在医生的字典里，爱伤观念（指对病人的爱护和关心）是非常重要的，但是如果过于心慈手软，就很难探查到症状，从而遗漏疾病，错过治疗的时机。所以普外科急诊有一个关键的原则是，在搞清楚问题的严重程度之前，是不会随便给止疼药的。

叩诊

叩诊，可以理解为敲门，也就是通过拍、敲等手段，通过声音和震动来探查身体。这个其实很好理解，肚子是软的，你可以摸到里面的一部分器官，但是胸腔是硬的，你就可以像挑西瓜一样，在人身上拍拍、敲敲，努力去发现问题。

如果你现在正躺在床上，不妨用手拍一拍自己的胸膛，再拍一拍自己的肚子，仔细听听声音是不是一样。拍胸膛的时候，是一种有明显震动的声音，非常的清脆，叫做清音；拍肚子时，会发出像敲鼓一样的声音，叫鼓音。怎么样，你试过之后有没有感觉到差异？

还有一种方法，就是用左手的中指贴在叩诊的部位，右手的中指指尖敲击左手的第二指关节，这样既精准，又比直接拍看上去文雅，不然病人会感觉医生真把他当西瓜了。

听诊

听诊，是采用耳或听诊器来探听病人身体内的声音。在听诊器没有发明之前，听诊都是要把耳朵贴在人胸口听的。

如果你有兴趣的话，也可以买个听诊器自己试试，二十块钱那种就可以。你把听诊器头放在自己的胸口，张开嘴均匀呼吸，就能听到非常清澈的呼吸音；如果你把它放在心尖的部位，就能听到心跳"咚嗒——咚嗒——"的声音；如果放在肚子上，会听到像肚子饿的时候发出的咕噜咕噜叫的声音，这就叫肠鸣音，每分钟你都可以听到三至五阵细微的肠鸣音，这就代表肠子在不断地蠕动，很有趣。

关于听诊器，你有的时候会观察到，医生在听诊之前（特别是冬天），会用手攥一攥听诊器头。我有一次在这样做的时候，把一个病人惊住了，她说："医生，你这怎么听诊还要祈祷啊？我的病很严重吗？"我又仔细看了一下我的动作，可不，两只手紧紧攥在一起。我解释，这其实是为了暖一暖听诊器头，免得冰冷的听诊器头直接贴到背上，绝对冰爽个激灵。

越来越多的病人感觉到，医生已经很少碰我们了。有些肺结节的病人当诊治结束之后会不甘心地撩开衣服："医生，你还没听听呢。"查体的不足，一方面确实是医疗行业需要反思的，另一方面，也有些实际的因素存在。

第一，异常的体征已经越来越少见。

当代人的疾病越来越单一，传染性疾病、寄生虫病、风湿性心脏病越来越少，教科书上描述的异常体征正在迅速减少，留给医生学习的机会越来越少。作为一名胸外科医生，我到现在都不知道什么叫做胸膜摩擦感，因为我从没遇到过严重的发作性结核性胸膜炎。查体的关键是医生要感受过什么是异常的，才敢下判断。如果他从来没摸到过肿大的肝脏和脾脏，他怎么知道多大才算大，以及摸到多深才合适呢。

书中描述了那么多临床体征，但我们在轮转见习的时候，有些体征老师找遍了病房也找不出一个典型案例让我们学习观摩。有时遇到一个能够触诊到的直肠癌病人，大家都会踊跃报名去做一次肛门指诊（一个病人不能超过五次）。只有摸过一次阳性体征，以后才懂得怎么去查，这是很关键的一条经验值。

我还记得自己刚当医生时，对于特殊的体征特别感兴趣。一天下班后，一位心内科的副主任医师李大夫听说心外科有个男孩被诊断为马凡综合征，想去拍点照片给同学们讲课用，邀我一同去观摩，我自然兴奋前去。典型的马凡综合征就是像刘备那样的，双手过膝，手指细长且柔韧性特别好，所以很适合运动和技巧类的音乐，也被称为天才病。除了骨骼系统的症状，马凡综合征病人常伴有心脏大血管的病变，如主动脉夹层动脉瘤。小提琴家帕格尼尼，美国的排球手海曼都曾因为这种病去世。

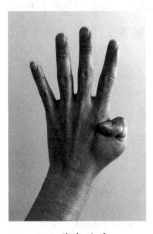

▲作者的手

但是，李大夫根据教科书中的诊断要求，让他把大拇指掰成一个直角卡在手背上，但无论李大夫怎么引导，小男孩也摆不出马凡综合征典型的体征。我看了一下说，哼，这个有啥，小意思！后来据那个老师说，我至少已经符合马凡综合征诊断的四条标准了，再做几个核磁就可以考虑确诊了。

我说："不必了，我不够天才，不配生这个病。"

第二，辅助检查逐渐取代了查体。

过去，医生都是用显微镜数病人一滴血当中几个视野的白血球数量，然后再通过公式计算推算出病人的白血球总数，而现在我们只要一管血放进机器里面立刻就可以获得全部的血液信息。问题来了：我们自己数的，会比机器更准确么？

我曾在神经内科轮转，有一件事情让我记忆深刻。一个老大夫拿着叩诊锤在病人身上敲敲打打了二十多分钟，表演了全套的神经查体，但是却没发现任何有效的体征。他问病人："片子有么？"病人拿过去之后，我们所有人都能看得出，病人左侧的大脑半球有一块脑梗缺血灶。老大夫很疑惑地跟我们说："这没有完全对上啊，这个地方应该有个阳性的体征才对啊。"放下片子他又试了试，我们一群人围着，确实没有看到变化，但是他却念念有词："好像稍微有一点点。"

相对于查体来说，片子可以说是更好、更准确的探查手段。医学似乎不可逆转地朝着人与机器的互动模式发展下去了。

03. 病理决定信号

我在自己的小说《怪医笔记》当中曾经写过，主角使用一个磨坏了的听诊器发现了心脏超声未发现的心脏瓣膜问题，这是从北大医院张树基老大夫一件真实的经典事迹改编而来。但随着更高阶的诊断技术层出不穷，许多传统的查体方法的确慢慢变得鸡肋，甚至完全失去价值。有一点需要明确的是，如果要追求有效的医疗，就必须要客观并谨慎地接受传统检查被优化和取代的事实，而不应用极小概率的可能性去证明一项查体存在的价值，在理论与现实的矛盾中无奈地工作。

我曾经非常热衷传统技艺，有一次听老教授讲到了"尿比重仪"这个东西，极其好奇，在普外科病房软磨硬泡，护士长终于从储藏室里翻出来。尿比重有一定的范围，一般是 1.003 到 1.030，意思就是尿液与同体积纯水的重量之比。众所周知，尿里除了水还有一些其他身体的成分，例如尿素，所以尿必定比纯水要重，尿比重越接近 1，就说明尿越接近水，视野上看尿液颜色也更清亮；尿比重超过 1.030，就意味尿液浓缩，视野上也可以看到尿液发黄，尿液的味道也较重。尿比重有很多用途，其中一项就是在判断是否应当补液的时候，检测身体到底是缺水的还是水过多的。忽略肾脏等其他疾病，尿比重越高，人越缺水，越应当补液。尿比重仪是一个类似锥形的烧瓶，里面有个像钓鱼用的浮漂，先将尿液倒进去，然后把浮漂往里一扔，浮漂上的刻度就能读出尿比重来。

我试了一次。怎么说呢，能用，但没有必要，毕竟一个简单的尿常规检测就可以迅速得出结果。

那么，查体是否已经落伍到要被彻底淘汰呢？查体的效用减低是医生依赖仪器设备的理由么？当然不是。只是在有效医疗的前提下，各个科的医生逐渐会磨练出一种共识，即有些查体至关重要（例如直肠指诊、腹部查体等），有些查体远不如仪器检查，医生也不必为了查体而刻意装装样子。对一个明知道只有 3 毫米肺结节的病人，听诊除了让病人感受到关爱之外毫无用处。

初筛手段

在今天，查体作为一种重要的疾病初筛手段，仍有其存在价值。

直肠指诊不但可以发现距离肛门 10 厘米内的直肠范围内有没有肿瘤，甚至能够触诊到男性病人前列腺的不规则增厚，来判断前列腺癌的可能性。直肠指诊发现问题后，病人会被安排做一个肠镜检查，将我们手指能感知到的病变用图像的形式让所有人都能直观地看到，也能在镜下取病理进行诊断，明确是否为结肠癌。也能通过 B 超引导进行前列腺穿刺，来佐证我们手指触觉下的判断。但是如果没有查体的初筛，医生就需要给所有人进行这些有创的操作。

我还记得刚上大一时，一次门诊观摩，我和另一个男生被分到乳腺科的门诊里。当时我们很羞涩，一遇到进来查乳腺的女性，我们俩就一起转头看窗户。直到当班的医生在下午的时候摸到了一个肿块，叫我俩去感受一下。那位病人阿姨倒也不避讳，说："阿姨没事的，小伙子你俩摸吧，你们能成为好大夫，对我们病人也是好事。"那确实是我第一次摸乳腺，明显能感觉到病人乳腺的外侧有一个小小的肿块，很韧，像一个面疙瘩。等病人走了，门诊医生告诉我们，记住这个手感，这就是乳腺癌。那位医生当天下午为几十位病人进行了查体，却唯独给这位病人开了乳腺 B 超做进一步检查。可以说，查体在当下的作用之一，是把需要进一步用有创的或者收费检查项目的病人初步筛选出来，尽可能地降低费用和病人的痛苦。

复查手段

拍片子不但要花钱，还要耗时，也有一定的辐射量，但查体可以补足片子的短板。有一种检查叫做床旁胸片，需要放射科的医生将可移动式胸片机器推到床边，帮助病人摆好姿势之后进行拍摄。这个检查是针对不能下床活动但又需要观察心肺情况的病人使用的，过程非常繁琐，放射科医生也很辛苦。

然而，假设我们可以用听诊器进行听诊，就能尽可能减少摄片的频率，例如从每天 2 次，改成 2—3 天拍摄一张片子，而其他的时间用听诊来判断病人恢复的情况。对于一个肺炎的病人，临床医生应当记住自己听诊的声音，正常的肺呼吸声音非常地干净清澈；如果有了痰液，听诊器中就会有类似于打呼的声音。等晚些再和前次比对时，如果发现肺里的啰音有减轻的趋势，就知道肺部感染得到了控制，可以继续当前的治疗方案。一个病人告诉我，主任每天都用听诊器给她听听肺，这种行为会让她感到尤其的安心。

神经科、骨科、心内科，这些科室每天也都有自己的专科查体手段，来定期监测病人的情况。一个优秀的医生，绝不可能万事依赖设备，他一定有自己坚定的判断：哪些以设备为准，哪些以查体为准，如果不一致，又该如何确定。

救急手段

科技飞速发展的今天，我们越来越依赖科技带来的便利和精准的同时，也要未雨绸缪。当某种原因，某些高科技突然不能使用时，查体这项"传统技能"就可以派上用场。作为医生，技多不压身。

事实上，我们现在去乡镇医院会诊的时候，发现有些地方的设备已经与大医院相差无几了。所以，我们没有必要强行假定医生来到一个穷乡僻壤，如果不会基本的查体，缺了仪器设备就不会看病的情况。但我们都无法预测会不会发生什么极端情况，如果一名临床被怀疑大量胸腔积液的病人，急需穿刺引流来缓解症状，现场又没有B超，怎么办？如果不会"传统技能"，就无法确定正确的肋间进针，贸然穿刺可能会发生巨大的风险。但一个有多年临床查体经验的高年资医生，能游刃有余地叩诊出病人的肺下界，确认胸腔积液的区域和范围，就可以轻松潇洒地进针。

理解疾病

学习查体本身就是对疾病了解和认识的过程。因为查体遇到的每一项特殊的体征，都显示了这个疾病的发生发展：脸面水肿，提示头面部回流到心脏的上腔静脉堵了；一侧下肢水肿，提示一侧也许发生了深静脉血栓把静脉堵住了；两侧下肢水肿，也许是提示人体内的水过多了。医生学会了查体，也就理解了疾病。

总的来说，查体能够发现那些看似神秘但背后体现了清晰病理机制的身体信号，这些信号是病人无法理解的，需要医生协助发现。如果说问诊是一场根据对方的口供进行的案情推理，那么查体就是寻找线索和证据的过程。

从有效医疗的角度，我们应当承认越发先进的技术会不断取代或优化传统查体。作为病人，很难判定在某一个领域内，查体的价值是否优于设备，所以并非依赖检测设备的医生就一定无法信任。同时，医生和病人一起掌握些查体的知识也至关重要，仍未过时。

我仍然怀念手放到人的身体上查体探寻疾病的感觉，这既让我理解疾病，又让我触碰到病人微微颤抖浑身发冷的无助，像几千年前的祖先一样，感知彼此即使无奈却坚定、相信的力量。

第三节　辅助检查：穷尽一切可能

学医像是一部以自己为主角的长篇大作，洞窟试炼、结交伙伴、激战恶龙都只是过程，核心必定是寻找自己。《影像诊断学》《化学诊断学》学习之后，同学们都异常膨胀，七大姑八大姨的心电图和脑核磁都要拿来判读一下，认为天下没有自己诊不了的病。在一次血细胞分析课上，我们两两组队尝试抽血，每个人胳膊上都瘀斑累累，如我这等优质血管更是作为练习对象被女同学们辣手摧花。这次血常规的检验让我发现了自己的红细胞个头很小，轻度贫血。结合我吃不胖的体质，我认为我一定有什么毛病，于是开启了我从淋巴瘤、结肠癌、缺铁性贫血、甲亢等将近两年的各项检查，以全部正常遗憾告终。最后，我成熟地告别了"医学生综合征"，从"我吃不胖所以我有病"，像丑小鸭一样蜕变为"我吃不胖我骄傲"。

今天，疾病谱发生了巨大的变化，治疗手段也是日新月异，但在我看来，辅助检查的变化才是医疗革命性进步的推手。我们经常听到关于癌症的靶向治疗，它就是从基因检测的层面产生的认知飞跃才得以诞生；HPV 疫苗，也是建立在人乳头瘤病毒（HPV）被检测和发现的前提下才得以发明。辅助检查的进步，代表着人类对疾病理解的进步和深化。

有一次我们病房里两个病人在一天内接连突发心肌梗死，我们分头抢救，抢救完坐电梯的时候我开玩笑地问一个高年资大夫：现在我们知道 HPV 病毒是导致宫颈癌的核心要素，HIV 病毒可以导致卡波西肉瘤，那有没有可能未来某一天我们发现心梗也是由某个特殊病毒引起的？这两个病人被病毒感染的时候心脏冠脉就痉挛发生心梗，只不过我们现在还没发现这个病毒。他笑笑不说话。也对，这个答案我们只能留到未来。

01. 拼图越完整越有意义

检查，是帮助我们更接近疾病真相的一种方式。目前我们常见的辅助检查多种多样，总的来说，包括影像层面、功能层面、微观层面、分子层面、基因层面。

影像层面

影像层面，是通过一些方法让我们看到人体的结构是否发生了异常改变。常见的影像学检查指采用 X 射线（就是我们俗称的胸片）、CT、磁共振，给我们的人体拍个片子。超声和核医学虽然严格来说不属于影像学，但也属于我们透视人体的手段，因此放在这个类别一起描述。

为什么我们去看病，医生有时候让我做胸片，有时候又是CT，下一次换个科室又让我做超声呢？是不是越复杂的就越先进，越容易诊断疾病？这些检查有没有鄙视链，能不能相互取代？

事实上，这几种检查手段很像商场的摄像头，即使视野最广的摄像头也一样会有盲点，而且有的摄像头善透视，有的有广角，这是因为每种检查都是基于不同原理设计的，各有各的优缺点和适用场景。影像学的发展，并不完全是迭代或替换的关系。也就是说，更复杂更昂贵的检查，不一定就比先前的更有优势，临床上需要根据病情进行选择。

拿肺这个器官为例：假设要判断肺里有没有结节，医生通常会选择哪一项？答案是CT。B超不行，是因为肺是含气的器官，超声波只能在水和组织中传导，碰到气体就像撞南墙一般立刻回头。核磁也不优先考虑，核磁的组织分辨率很高，如对于脑组织、脊髓发生的细微变化都能观察到，但肺结节在核磁上的表现并不清晰、精确。

再看胸片和CT，二者使用的是同一种射线。CT带来了更高精确度的同时，辐射量也是胸片的100倍左右。假设胸片的原理是把你瞬间压瘪成一张照片，CT就相当于把你"切成"1毫米一片的肉，然后铺开来一张张地观察，所以看肺结节、肋骨骨折、食管、纵隔、心脏都一目了然。而胸片作为手术后的复查使用就非常合适，便捷，辐射量也小。还有朋友听说过"增强型CT"，这是在普通CT的基础上加强的一个检查。我们很难分辨组织是血管还是其他器官，这时通过在血管中打入造影剂，可以把血管勾勒成亮白色，其他的部位自然就是非血管的器官，看起来一目了然。

超声波最大优点就是无辐射，可以自由地探查你的身体，包括腹部、心脏、血管在内都能探测到，而且正是因为无辐射，所以才会用于胎儿的检测。但是超声波的缺点也很明显，它无法穿透骨头和空气。新型的超声探头多种多样，有的甚至可以连接手机，未来很可能普及成大众用品，你用探头连上手机 app 就可以自己数着胆囊里的石头"一颗、两颗、三颗……"助眠。

另外，医生的培养也是有传承的，老大夫会看什么，才会往下教什么。这就导致不同的器官会有自己约定俗成的专属武器，甲状腺就是超声，肺就是 CT，而看脑梗死通常是核磁，但可疑急性脑出血却要用 CT。附上一张自制图表，表示各器官优先或适合使用的检测手段（具体情况更为复杂，不能简化为某个器官只能用哪项检测）。

	X 射线	CT	核磁	超声	核医学
肺	√	√			
脑		√	√		
深静脉				√	
全身骨骼	√	√	√		√
肠道		√	√		
前列腺			√	√	
盆腔器官		√	√	√	
乳腺	√		√	√	

	X射线	CT	核磁	超声	核医学
椎间盘			√		
心脏			√	√	
肾脏	√		√	√	√
甲状腺				√	
胃	√		√		
肝胆胰脾	√		√	√	
器官功能					√

功能层面

赵本山、范伟在《卖拐》中的一句台词很确切地描述了功能检查的价值——有没有毛病，走两步试试。如果影像学探讨的是结构异常，那么功能层面，是通过一定手段，检测你的身体和器官功能是否发生异常。

我们判断一个人心功能如何，会采用一种方法叫做"6分钟步行试验（6MWT）"，如果走不了150米，就可以诊断为重度心功能不全，也叫做心力衰竭。如果判断肺功能，我们会让病人进行憋气试验、爬楼试验等，甚至还有针对哮喘的诱发试验——如果判断一个人是否对某样东西过敏，就让他接触试试看。医生的这种行为看似"没事找事"，但这是在严格防护并且注意剂量的基础上的测试，是确定疾病最便捷的途径。就像我们测试手机防不防水，最直接的方法就是扔进水里，再捞出来看看能不能用。

随着技术的发展，对于人体器官功能的评估已经有了非常多的现代化手段和设备。比如检测肺功能，不再是单纯让病人憋气看多少秒，而是让病人对着肺功能仪按照指令吸气吹气，判断肺功能的细节变化。通过设定一些指标，临床医生就有了更好的评估工具，例如病人第一秒内呼出的气体量（FEV1），最能反映出其真实的肺功能储备——如果这个指标大于 1.5 就可以安全地切除肺叶，如果小于 0.8 连开胸都有风险。

心功能方面，以前我们只能做心电图，但如果病人没有处于发病状态，一次心电图往往难以捕捉异常。自从有了 24 小时动态监测，病人可以自由活动，医生也能更容易捕捉到病人异常的心电图改变。除此之外，心脏超声也能够测量到心脏射血情况和瓣膜的功能。

除此之外，还有听觉功能、脑电功能检查等，都能够从非常细节的指标上看出一些端倪。功能检查将传统医生主观的判断，转化为了客观的可测量和记录的数据。

微观层面

美国画家托马斯·伊肯斯（Thomas Eakins）的画作《肮脏的诊所》（1875）中展示了与当今手术室的不同——裸露的人体、肮脏的环境、围观的人群，都让当代接受无菌术的我们无法接受。《治愈的屠宰》一书则完整描述了约瑟夫·李斯特在一台肮脏的手术中受到的冲击，并最终借助当代革命性的发明——显微镜——提出了无菌术的概念。这本书让我明白，第一，任何一项先进的科学技术最终都会在医学上发挥作用。第二，拼爹在各个时代都很重要，李斯特他爹就是著名的显微镜学家和商人。

所以在微观层面，有细菌学、病毒学、病理学这些学科帮助临床进行诊断。有些朋友会质疑，现在的医生连病人都不碰了，只会看检查。虽然质疑得合理，可在一些领域，微观层面的证据是决定性的。

如果一个发热、咳痰、肺里有肿块的年轻人，通过检查痰液成功发现了结核杆菌，那我会由衷恭喜他，因为大概率可以确诊是结核，而不是肿瘤，虽然我们不能排除两种疾病同时存在的可能，但这种可能很小。如果我们从他的痰细胞中明确看到了癌细胞，那么很可惜，结合肺里的肿块，这个年轻人将确诊为肺癌。这就是病理和细菌学证据的价值，它将决定性地引导诊断和治疗，而 CT、核磁、超声波、问诊、查体都只是辅助。没有人会在已经看到了结核杆菌的时候说："这个人没有盗汗，所以不符合结核病。"如果说辅助检查有鄙视链的话，那么微观层面的证据一定是在鄙视链的顶端，是金标准。任何其他检测的准确性和灵敏度都不如金标准。从这个角度来看，上个世纪医生通过问诊和查体进行诊断的效能是极低的，误诊率也是极高的。

分子层面

分子层面主要指的是各种类型的化验检查，例如抽血化验、尿检等。

从感觉上，抽血化验和希波克拉底的四体液学说思路是相近的，都是从人体的血液中探查疾病信号。有时候，即便影像学还没有找到异常改变，如果血里已出现了白细胞显著增高，结合病人的发热、咳痰，也可以往感染性疾病的方向考虑，也许按照感染性疾病用抗生素治疗了两天，病人感染的病灶才逐渐反映在影像学上，这也弥补了影像学偶尔存在的滞后性。

有人注意到护士抽血的时候，采血管顶部的盖帽"五颜六色"，有的是红帽，有的是紫帽，有的是绿帽。这是因为不同的检查项目需要侧重检测的血液成分不同，因此采血管里面含有的抗凝剂（防止血液凝固的物质）不同。举个例子，以测量钠离子有多少为目的的生化检测，就不能用含钠的"肝素钠"抗凝剂，而是要"肝素锂"。

很多人不免担心，这一管又一管抽，是否会导致贫血？事实上，每一管血只有3—5毫升，看起来一大堆，即使抽10管也只是30—50毫升，这对于我们的身体来说，是完全可以接受的，毕竟成年人的血容量都在4000毫升。不过作为医生，我当然反对无节制地对病人进行采血，要尽量合并或精简一些检测项目。

而且现在生化能够检测的项目确实太多了，光用于肿瘤的评估和诊断的生化标记物就有一大长串。常见的肿瘤标记物检测是指检测血液中一些蛋白的表达，例如CA125（CA, cancer antigen 癌抗原，后为标记号，下同），CEA（癌胚抗原）等，这些蛋白的表达被认为是肿瘤的一些代谢产物，因此每一项都"对应"着某种特定的肿瘤。然而，其中比较准的也就是CEA。肺癌、结肠癌，甚至结肠息肉，这个指标都容易高；还有PSA（前列腺相关抗原），和男性前列腺癌关系比较密切。而其他的例如CA125、NSE等，虽然也都代表着一些肿瘤的可能，但是临床上发现相关性并不那么绝对，作为筛查可以做，但是如果稍高一点点（1倍以内），影像学层面也没有发现什么问题，我会建议朋友们可以考虑定期复查，不要太把它当回事。也正是因为它的效能慢慢被证实并不那么高，你也会发现医生对开这个项目也并不像十几年前那样积极了，因为要解释很多"毫无意义的异常"。

大部分人可能都有这样的经历，在检查单上有非常多的指标，你认为这几十个指标医生都要一一查看，但其实不是。举个例子，一张血常规里，医生首先看的是三个指标——血红蛋白、白细胞和血小板。如果看到白细胞异常，医生才会再看白细胞里面不同类型细胞的比例，比如中性粒细胞的比例增高，提示细菌感染；淋巴结细胞比例增高为主则提示病毒感染。这说明不同的指标有不同的效用级别，如果微观层面的效用级别是"金标准"，那么血常规的其他指标，和肿瘤标记物一样，就属于"参考"级别，而"有效医疗"就反映在有选择性地、理性地看待指标。

当然，不常用或者效用较低的指标也有其价值。一方面，血常规的细微指标对于外科医生来说虽然价值不大，但血液科医生则可以挖掘更多信息。另一方面，有些指标虽然临床价值并不确切，但存在科研价值，通过大量的检测和研究，最终可能得出对临床有价值的信息。例如肺癌中的腺癌，现在世界卫生组织也定了几种亚型，也就是可以继续细分，不同的亚型表现不完全相同，虽然现在还并未形成不同亚型的差异化治疗方案，但是各国学者正在通过数据的积累和科研，争取定义新的治疗模式，如哪些亚型需要更多的治疗和随访。

基因层面

最后再来说下基因检测。基因检测是 2000 年之后逐渐进入大众视野的，得益于技术进步和消费市场旺盛需求的催化，让它从以往只出现在电影里的"黑科技"成了千家万户可以消费的产品。好莱坞著名影星安吉丽娜·朱莉进行基因检测时发现了致癌基因 BRCA1，认为自己患乳腺癌的概率高达 87%，患卵巢癌的概率为 50%，因此选择了双侧乳腺切除，这个举动带动了一股基因检测的热潮。

基因检测将人类的治疗推进了一个新的时代，当我们了解到疾病源于自己某个基因变异的时候，治疗就有了更精准的靶子。基因检测就是通过测序或者扩增等手段，发现人的基因组当中存在的基因缺陷。现在进入大众化的产品多数是第二代测序这项技术，你可以理解为它分为两个步骤，第一步是将你身体细胞中提取的基因序列抄写成一个文库，这是大概能摆满一个图书馆的信息；第二步是根据已知的基因缺陷，"阅读"出你基因的图书馆里与正常人不同的部分。它虽然不属于智商税，有其确定的价值，但对于大多数普通人来说，并不属于"有效医疗"。

举个例子，在癌症的治疗中，我们通常也会采用比较便宜的 PCR 法检测一两个关键基因是否存在突变，因为只有几个已知基因突变的概率比较高，其他的基因突变非常罕见；第二，针对性的靶向药也只有不多的几种，即便发现了一万多种突变，也只有一种药物，因此导致这项检测的边际效用骤减。这个检查对病人来说是有价值的。可是对于正常人来说，你也许能发现很多基因突变，却改变不了任何结局。就像算命一样，即使今天的黄历写着"宜嫁娶"，也只是一个好兆头，却不能保证今日嫁娶一定幸福，明日嫁娶一定不幸。基于这一点，我并不建议没有明确家族遗传病史的人群做第二代基因测序。

我们以 2022 年的一系列鳄雀鳝抓捕事件为假设，对检查的五个层次做个总结。假定鳄雀鳝是一种必须要消灭的物种，但不知道湖里是否存在，除了抽干湖水我们还能怎么办？影像层面是我们用望远镜看到了一条鳄雀鳝在游，微观层面让我们偶然得到了一片专属于鳄雀鳝的鳞片，功能层面发现了一些鱼经常会被神秘的动物咬死，分子层面告诉我们水里存在鳄雀鳝分泌出的特殊物质，基因层面发现这里面的鳄雀鳝最怕听冷笑话，那么我们的治疗可能就是王医生对着水讲段子。辅助检查没有鄙视链，辅助检查应是葫芦娃，合体的金刚葫芦娃多维度的组合才最强。

02. 程序正义与过度防御

不管是影像、功能、生化还是基因检查，对于绝大部分人来说都不陌生，但凡做过体检、看过病，就一定被开过检查单。有的医院会设置一整栋楼作为"医技楼"，专供各类辅助检查使用。

辅助检查能够帮助医生进行更精准的医疗行为，甚至在相当多领域已经产生革命性的诊疗变化，这点毋庸置疑。如果查体需要使用工具，辅助检查也需要使用工具，比较哪个工具更具有"人性"而非"机器性"是无意义的。

即使我们再怎样去强调医者的临床经验，强调直接接触和实地观察病人身体的重要性，诊疗决策向辅助检查倾斜的趋势是显著的。谁都理解强调临床在任何时候都是正义凛然的，但是有效医疗的内在逻辑让医生和病人的行为都足够坦诚。淋巴瘤从上个世纪经典的"韩剧病"，成为了写死主人公最浪漫的武器，到现在成为一种治愈率很高的疾病，不是因为发现得更早，也不是手术更精巧，更不是由于医生更关爱病人了，而是淋巴瘤已经进入分子诊断和治疗的时代，淋巴瘤的分型和分子表达，决定了其中的一部分可以采用靶向治疗，并且获得有效的治愈。

有一次抢救，我需要给病人进行颈内静脉的穿刺，留置中心静脉导管，我戴着手套信心满满准备开工。一名高年资医生说："重症监护室这里有床旁超声，你用超声引导着穿不好吗？"如果只是依靠体表标志和手感来穿，操作不好的话，容易穿到静脉旁边的动脉，甚至扎出气胸，但在超声引导下就几乎不会有任何失误。他认为，既然现在有这样的辅助设备，你还非要用经验去盲穿，这不是让病人遭罪，给自己惹麻烦吗？磨炼技术是应该的，但是放着更好设备不用，牺牲安全性，就为了培养出自己在极端情况救场的能力，这在他看来是荒谬的。就像你倒车的时候，为了要证明自己是老司机，就偏不用后视镜和倒车影像，也并不算对车内乘客负责。

临床技能和辅助检查同样重要，而且在不同的疾病治疗领域，发挥的比重不同。辅助检查地位不断上升的初始原因并不是医疗市场化，而是技术的革命性进步。

大木隆生博士作为顶尖的外科医生曾在美国和日本的顶尖医院任职。在他看来，日本的医疗属于"赚钱的医疗"，即通过更多手术来获得更多收入，而美国的医疗属于"省钱的医疗"，美国医生要通过给保险公司省钱来维持更好的职业评价。（参考他的著作《医疗再生》）他举了一个例子，如果一个人需要短期内复查 CT，就需要给保险公司撰写邮件，通常第一次和第二次都会被拒绝，需要做好多次沟通的准备。医生看病，居然也要和保险公司斗智斗勇。

同是资本主义发达国家，两种不同的医疗模式也潜移默化地影响了医生的行为，资本主义制度还各自发明了一套叙事来证明这种医疗模式合理。在"赚钱的医疗"模式下，更多的检查不会被宣传为更多的利润，而是宣扬更精细的检查可以减少误诊及漏诊（病人的自费投入就是必须的代价），而在"省钱的医疗"模式下，宣扬的故事是省下的费用可以使更多人获益，而不造成医疗资源的浪费。在我们国家，服务的对象是大众，目前和日本的模式相似，医疗由政府和民众共同买单，医务人员则是多劳多得。在这样的背景下，辅助检查的产业的逻辑是非常清晰的，是由人操作机器这件事为中心构建的复杂链条。机器不断研发革新，政府适当补助，医疗机构付费购买，医生经培训后操作设备，在折旧报废期内收回成本并且创造适量利润，根据其必要程度由医疗保险报销或病人自费。从这个营利模式看，医院、医生都有增加检查的动力，这也是为何大家会诟病医生医院靠检查牟利。然而，医保和病人两方会通过医疗管理部门和社会舆论监督限制医疗行为无限扩张，由此形成一定的平衡。

　　我们抛开医生靠检查牟利的主观因素（尽管这种因素客观存在），先在一个理想状态下探讨，良医会不会单纯为了有效的医疗多开检查？答案是，会的。

　　评估有效医疗的一个重点就是安全性。辅助检查有一个很重要的价值在于其客观性，因此能够为医疗行为的安全性提供保护。举个例子，曾经有一个病人手术后第一天因为肺栓塞去世，病人家属不理解，要求给个说法，毕竟刚才还在吃饭，上个厕所的工夫，人说没就没了。这时，病人术前小腿上有没有血栓就是关键点。①

如果术前做过双下肢的静脉超声，那么超声结果就是责任判定的依据。术前病人小腿已有血栓，但有相关会诊提到血栓是稳定的，或者和病人家属交代风险，都可以成为辩护理由，如果术前病人小腿没有血栓，术后急性的血栓是偶发的，是无法完全避免的，这样的话医生是无责的。只有一种情况，就是如果术前没做过双下肢的静脉超声，无法证明病人术前小腿上有血栓，就产生一种概率不大但可能存在的假设，就是病人术前明明有血栓，手术本不该贸然进行，因此医方就需要担责。

这个时候，主管医生说这个病人我查体了，摸过小腿，并未发现肿胀，这就毫无意义。相较于白纸黑字的检查报告，查体结果只是医生的一面之词，不能作为责任判定的证明。就像车辆追尾，摄像头拍到前面一辆车违规倒车，你就有理；但是你光说自己看到了，没有证据，交警也很难采信。所以，下肢静脉超声才成为很多科室术前必备的检查项目。

临床上有太多这样的例子。例如病人心梗后死亡，医生说听诊后判断病人心音正常，这是没用的，必须要查过心电图，没有心肌损伤标志物；病人发烧很多天最后死于肺炎，医生说之前一直听诊，肺里没有啰音，却没有给病人查过白细胞、痰培养或者是 CT，也是要负责的。在当前的医疗条件下，明知疾病存在可能性而不用检

---

① 病人手术后长期卧床，有 1/1000 的概率会发生下肢静脉血栓。下肢静脉血栓是不致命的，但血栓的可怕之处在于，这个新形成的血栓可能会在病人下地活动时发生脱落，如果一大团血栓顺着静脉回流到了心脏，就会被心脏射到肺动脉里面，造成肺动脉栓塞堵塞。小的肺栓塞只是会胸闷、憋气，但是如果发生大面积栓塞，死亡率超过 50%。

查手段来客观印证，这应当是医生的失职。每个医生成长的过程中都因此遭到上级医生的批评——"为什么没有查 xx 呢？"选择合适的检查，本就是医学思维严谨性的正确体现。从这个角度来说，即使不以牟利为目的，检查"越开越多"的行为也有其程序正义的基础。

但作者强烈呼吁，我们的医疗也应避免走入另一个极端。每发生一例非常罕见的并发症后，科室就把与此问题相关的检查列为常规检查，其结果就是常规越来越多，流程越来越繁琐。例如我见过30多岁的年轻人没有任何既往疾病，但做个小手术也必须强制做心脏超声和 24 小时动态心电图的情况，甚至外院的检查都不承认。医疗走入另一个极端之所以需要反思，是因为：没有人敢以任何理由提出减少某项检查，因为这个动作与安全性违背，当医疗检查逐渐走入"宁可多做一万，也不漏掉一人"的过度防御阶段，对病人和医生来说都增加了负担，也同时增加了不必要的损伤和医疗费用。要想改变，就应当保证医生不因未开的检查而受到责罚，医疗管理部门也应持续指导医疗检查的合理开展，并且通过修订合理的指南和共识，限制辅助检查的无序增加。

这是一件极其必要的事情。

03. 让子弹飞一会儿

我家孩子在幼儿园。一次，老师找到妈妈说孩子在学校做了个测试，显示"感统失调"，建议到专业的幼儿培训机构去接受训练。孩子妈妈赶紧和朋友们分享，朋友刚好也被幼儿园老师告知说孩子有自闭症先兆，建议去医院。还有的妈妈分享孩子的视力虽然没问题，但是远视储备不足，要吃药。我通过一定的搜索和咨询学习，确认这些问题都不是幼儿园的老师在推销，而且他们提到的这些问题如果客观存在并且适当处理，的确可以让孩子们生活得更健康。

但是，这一代人，活得太辛苦、太焦虑了。

先进的检查手段反而让我们陷入了认知的陷阱当中，我们对于疾病的焦虑非但没有减轻，反而愈发严重，甚至到了一个失控的地步。你没有做过敏原检测的时候，你觉得世界都是美好的，有鸟语，有花香；但是当你知道了你的过敏原包括猫毛、樱花花粉和蒲公英，这时你看到最心爱的姑娘抱着猫咪向你走来，在开满樱花的校园对着你的脸轻轻吹了一缕蒲公英，你是觉得浪漫到炸裂，还是觉得她就是单纯想杀了你？

科技手段进步得太快，但是又没有进步出足够多的心理工具来帮我们认识疾病和安抚心灵，我们就会陷入一场由检查的革新带来的前所未有的噩梦。就好像从前的你虽然看不到清晰的未来，但你起码还能幻想它是美好的。现在的你仿佛坐在一条小船上，你通过望远镜可以眼睁睁地看到自己即将在不远处滑下瀑布坠入深渊，除了眼睁睁地看着自己向深渊坠去之外你毫无办法，这就是我们当代人最无奈的地方。这本文字也许无法像甘露一般温润你伤痕累累的心，有的时候还略显毒舌，但希望能让你通过医学理性思维的感知，慢慢从这些焦虑的信息中抽离，只关注医疗真正有效的部分。

我和孩子妈妈说，放轻松，培训机构先放放，我们来陪孩子玩。很快，孩子爱上了轮滑，并且飞速地进步。所以，碰到让自己产生焦虑的检查结果，不妨给自己一点消化的时间。

总之，辅助检查是必要的，在相当多领域已经产生革命性的诊疗变化，甚至以检查为中心也并不是错误的，也不全是市场导向的结果。但是无限增加的辅助检查同时也带来更多的焦虑，医生和病人双方都应当警惕其边界的无限扩张。作为医生，要警惕市场导向的"赚钱的医疗"造成的失控，作为病人，要学会让子弹飞上一会。

第四节　诊断：算法复杂的专业过程

我很喜欢北医医学课当中的 PBL 课程，意为 "problem based learning"，其正确玩法说来非常简单，就是 "剧本杀"，由老师演病人，我们小组演医生，开局一条症状，其他全靠演，过程如破案般刺激。如：胸闷、憋气 3 天。带教老师便让我们一组 10 个同学在白板上写下自己猜的诊断，想法一样的组成一个队伍。接着我们对着老师演习问诊，如："最近有发热么？""有。"如果一直问不到症状，就没法开启后面的剧情。之后我们再通过描述检查项目寻找出阳性的体征和检查结果。每发现一条关键线索，我们都像华生一样兴奋。白板上写下的诊断也因此被一个个排除，逐渐剩下其中支持率最高的，也就是由我写下的诊断——"感染性心内膜炎"。结束后我得意地和老师吹牛说，看，我又猜对了。老师摇摇头说，猜对多少次都不算本事，关键是猜错了怎么办。我问："难道病人不应该理解误诊是难免的么？"老师摇摇头说："每个正常逻辑的人都能够理解误诊一定会发生，但又很难接受误诊发生在自己身上啊！"

诊断，是一个医生根据问诊、查体及辅助检查的结果，对病人进行的判断。诊，就是视诊、问诊和触诊，断就是判断。在完成了对问诊、查体和辅助检查的论述后，你应当大致掌握了三门技艺的内在逻辑，但你也许会存在疑问：如果只是诊断疾病，那根据疾病的诊断标准问几句病情，做几项检查，不就一目了然么？为何医生要问那么多，开那么多检查？在医疗市场化的背景下真的很难相信医生只是在看病。因此，下一节将尝试为你提供疾病诊断的正确思路。

01. 基本原则：一元论

人体也像机械一样，如果哪个齿轮坏了，就会导致流水线不能工作，只要工程师通过调试发现问题，更换齿轮，一切就可能完好如初，这也是大多数人对医学的基本期待。在诊断当中，尽可能使用"一元论"是基本原则，即医生要尽可能用一种疾病来解释病人的所有临床征象，是诊断的基本原则。

下面我们通过重温《豪斯医生》来理解下"一元论"。圣诞节前夕，一位虔诚的修女手上长满红疹，前来就诊。豪斯认为这是对香皂过敏而导致的接触性皮炎（第一诊断）。结果修女服抗过敏药后反而出现疑似过敏现象，哮喘发作、心脏骤停（哮喘，第二诊断）。

卡迪认为是豪斯用错了肾上腺素的剂量，豪斯坚持认为自己没有错。豪斯在无法找到原因证明自己时来到了修女院，得知患病修女在年轻流落街头时沾染过毒瘾还流产过（第三诊断），并发现修女每天喝的玄参茶容易升高血压和刺激心脏（心脏基础病变，第四诊断）。而其他症状是因为修女体内有 80 年代用的避孕铜环，因为脱落导致怀孕，并因铜环埋入子宫内膜而一直未被发现，修女对铜长期过敏（第五诊断）并因接触铜制炊具而迅速加重导致丧失免疫力，取出铜环就好了。

在一集当中，我们看到了五个诊断，虽然作为剧集有夸张成分，但这个过程非常真实。每个诊断都可能导致病人的怪病，例如毒瘾和流产提示梅毒的可能性，而梅毒也会导致皮疹。但在这一集故事里，"铜环"才是关键的解题钥匙，其他都是干扰选项。在治疗很久的疑难杂症病人中，你甚至无法分清症状是来自疾病本身，还是来自治疗所带来的副作用。"一元论"诊断的成立建立在症状、查体、辅助检查三位一体的基础上。假设你因为血尿就诊，你如果听到管床医生这样和主任汇报病例："病人 xx，因肉眼血尿伴腰痛 2 周就诊（症状），查体可见左肾叩痛阳性（查体），CT 提示左肾结石（辅助检查），考虑左肾结石（诊断）。"那么恭喜你，具备这种医学思维的医生通常是科班出身的。

"一元论"要求主要诊断的唯一性，即便这个病人除了血尿之外还有高血压、糖尿病等，但是这次是因为"血尿"的主诉来就诊的，那么主要诊断就是"左肾结石"，代表本次引起问题的原因，和即将要进行治疗的方向。每个疾病的诊断标准都有明确的定义，通常是数条中符合几条即可确诊，但是病人多数情况都并不按照教科书写的方式生病，所以问诊、查体、辅助检查三者当中，就必然会出现主观的判断，这就导致诊断过程也必定是一种主观行为。例如某个疾病的诊断标准之一是皮疹，让你来诊断的话，作为普通人的你觉得自己身上的算皮疹，但医生觉得不过是蚊虫叮咬，因此得出的诊断自然不同。不用说你，即使给我一套完整的诊断标准，作为一个非皮肤科的医生，我恐怕也很难得出确切的诊断。

有没有可能一个人的疾病恰好无法用"一元论"解释？当然有可能。一个人急性右下腹剧烈腹痛，有没有可能得了急性阑尾炎的同时又得了急性胃穿孔，两种疾病只是碰巧在一起发生了？有可能，但是概率不大，所以才会优先用"一元论"来考虑，优先诊断"急性阑尾炎"可能性更大。

所以，当肺癌病人的家属问我"病人肺里肿瘤旁边的淋巴结肿大，会不会是同时又得了个淋巴结核或者淋巴瘤，不一定是癌转移"的时候，家属未必不懂得"一元论"的医学思维，只是期望一个内心更想看到的结果，就像我们考试或者比赛落榜的时候，都希望是搞错了。我只能这样解释安慰他们——如果发生，我认为是奇迹，虽然我们暂时还不能按照奇迹去治病，但我确实比你还希望奇迹能够发生。

02. 鉴别：知止而后能定

在前面的问诊和查体中，你应该体会到了批判思维的价值。假设医生看到病人黄疸、发热、腹痛（黄、热、疼，传说中提示急性胆管炎的"夏科氏三联征"）的时候，直接判定为急性胆管炎，说这考试考题太简单了。那么你也是不敢轻信的，你的第一反应会是：这略微有些草率了吧？

如果我们统计下同时具备黄疸、发热、腹痛的病人，他们之中大多数自然是胆管炎，但也有一小部分是胰腺炎、胰腺癌、肝癌、肝炎，甚至不典型的胆囊炎，如果医生选择相信自己的第一直觉，就必定是要犯错误的。

所以在 PBL 的过程中，在一开始，我们得知病人"胸闷、憋气"的症状，本身就有很多可能性——冠心病、慢性阻塞性肺疾病、风湿性心脏病、气胸……如果提前知道诊断就是"感染性心内膜炎"，那么简单的一两项检查就可以确诊，但正是因为真实的诊疗是无法预知结果的，所以才需要不断地询问更多的信息，进行更多的查体，甚至开很多看似无效的检查，这都是为了一步步排除其他的可能性，才能最终用"一元论"把诊断确定下来。这个过程就是所谓的"鉴别诊断"。

鉴别诊断，就是要同时考虑到与当前诊断有相似症状和检查结果的其他可能的诊断。它是医学思维中最体现批判思维的一种行为，是医学行为的刹车。如果把医疗行为比作开车从山顶下坡，要顺利下山，没有油门可以，没有刹车却万万不可。

一个令人信任的医生会让你感觉到，他并没有在猜你的疾病，他只是在有章法地排除你的其他问题，而你的疾病就在他的掌控之中。看似有余的检查、有余的医疗背后，都是医生在默默地进行鉴别诊断的过程。

说一个真实的例子，急诊来了个被刀刺伤的病人。一把白刃戳进肚子，病人已经无意识了，来不及检查，需要立刻进行手术。行外人诊断，大概率会诊断为"腹外伤，休克"，所以只要修补腹腔脏器就可以了么？不，你要同时进行鉴别诊断，除了腹腔脏器和血管的损伤，有没有可能同时存在心脏外伤——刀扎进肚子，有没有可能还伤到了心脏，从而导致心源性休克？

鉴别诊断有两种关键的应用场景。

第一种，是医生在全部的检查做完之后，诊断已经明确得不能再明确的情况下，仍然要在大脑中放置几个需要鉴别诊断的疾病，在诊断和治疗的过程中时刻保持警惕，这类似于在案件事实清晰、证据充分的前提下，仍旧让死刑犯有辩护的权利，才能保持司法的公正，这是一种有效的防御。一旦发现检查或者治疗不顺利，就需要考虑其他诊断的可能性，免得"一条道走到黑"。例如在《豪斯医生》里面不乏有这样的桥段，病人的临床表现是发烧，而感染性疾病和自身免疫性疾病都可能会导致发烧，在用抗生素治疗（认为是感染性疾病）多日无效的情况下，医生就需要保持批判思维，及时调转方向。

另一种，就是鉴别"没有异常"。医生每天面临的问题，其实做得最多的也是最难的，就是判断一个病人"没问题"。判断"有问题"只需要一个小问题就够了，但判断"没问题"需要医生充分评估并且承担后果。我们急诊的一位师兄就因此离开了行业。一个大学生骑自行车的时候自己的肚子撞到车把上，急诊的师兄摸了摸肚子认为没事，放他离开，但大学生出门就晕倒在地，抢救无效死亡，最终诊断为脾破裂出血。所以，对于"正常"的鉴别诊断，看似花费了更多的时间和金钱，但也是保护医生和病人的必要过程。

03. 印证：让事实说话

在诊断这个环节，除了采用一些"多余"的问诊和检查之外，医生还有什么举措可以确认自己的诊断，又尽量减少误诊的发生呢？

第一，查房制度。你住院的时候，应该见过这种场景：一个主任后面跟着一堆小医生，一个个房间地转。医生查房的经典语录就是："挺好的啊？""挺好的就行。""吃了吗？放屁了吗？"这看似不经意的闲聊，其实是在掌握病人的具体情况，确认目前的治疗是否合理可行。事实上，这只是查房的一种，查的是"病人"，重点在于对病人状态的了解。另一种查房则是在办公室对每一个病例进行检查和讨论，重点则是对检查信息和诊断的确认。此外还有重点疑难病例的全科查房、多学科查房、全院大查房等。我参加过很多次全院级别的大查房，都是讨论产妇合并了其他严重的疾病时，应当如何进行治疗。

查房也分为三级，一线医生接诊之后的查房是一级查房；主治医师会在病人入院 24 小时之内进行一次查房，是二级查房；而副主任以上级别的医生会在病人入院 3 天内查一次房，是三级查房。可别小看这三级查房的制度，尤其在三甲医院，一线医生由于经验和认知的不足，是可能存在疏漏的，因此每一级查房的目的，就是努力对前一个级别的工作进行检查、纠错，以及做决策上的提升。

第二，试验性治疗。"实验"和"试验"一字之差，但实验重在研究，试验重在尝试。临床经常会遇到诊断不清楚的情况，怎么办呢？那就治治看吧。这听起来确实耸人听闻，医生怎么能够在无法明确诊断的时候，抱着试试看的态度治病呢？

有一种教科书上的治疗方法，叫做"补液试验"。假设某个病人在手术之后心率加快，达120次/分。按照医学常识，有两种原因会导致心率加快。一种是病人入量不足，也就是因为长时间手术所造成的脱水，心率是会代偿性加快的，这样才能把足够的血液射向身体各处；还有一种可能性，就是病人既往有心脏病史，体内的水太多了导致的心脏功能衰竭。你看，一种症状，可能是两种截然相反的原因引起的。如果判断反了，那会雪上加霜。

补液试验，就是将250毫升的盐水在5—10分钟内静脉滴注完，观察血压和静脉压的变化，来判断病人是不是缺水。如果是由入量不足引起的，补液以后血压和静脉压会有所上升，而心脏功能不全则不会有变化。如果判断错了，也一般不会恶化到发生风险的地步，但可以让医生迅速调转思考方向。

第三，医生之间进行交互验证。如果病人来看病时同时拿着胶片和报告，先自己读片子，再看报告的医生，会更让人信服，因为这样你可以获得从临床、影像医生两个视角的诊断。换句话说，即使一个人因为不小心漏看了，另一个医生也能补上，两个医生一个特点是全面（影像医生），一个特点是专科化（疾病治疗的医生），两个三甲医院医生同时犯错的几率会大大降低。

另外，懂得求助也很重要。作为一个普通病人，一个口腔科医生在我嘴里鼓捣半天，感觉总是搞不清原因，尝试了几次之后，求助上级医师，实话说，当他耷拉下肩膀选择求助的时候，才让我真正地把悬起的心放下去。作为一个普通人，我当然认为总有人要成为医学教育的教材，但是要以不造成实际伤害为前提。我不会看不起一个求助他人的年轻医生，他能认识到不足，但不选择"硬刚"，这才说明在他的心中，脸面和病人的健康相比算不得什么。反过来，高年资医生就一定比低年资医生看得多、看得全面么？在我看来，保持人的谦逊，丢掉医者的高傲，如履薄冰地对待每一位病人，这既是让医生在这个行业存活的最重要的法则，也同样是病人筛选医生的重要参考。

Tips：病人如何做能减少误诊

那如何从病人的角度，减少自己被误诊的概率呢？这话说出来，我自己作为病人都觉得被冒犯。医生误诊，责任还在我了？其实这里的重点不是谁应当负责，而是如何减少。

第一，必要的时候（例如对医生存疑，或者在重大问题上不肯相信诊断），可以考虑所谓的"第二诊疗意见"。虽然老师曾讲过，国外的病人看完医生之后，如果再找第二家医院，就会被认为不信任医生，是会留下记录，对诚信是有损伤的。但是医生做久了就发现，首先，国外的病人也经常不信任医生，找第二位医生是常见的事。另外，如果看完一位医生你觉得不放心，再找一位也是你的权利。不同医生的水平、情绪、态度、状态不同，有时候可能会得出不同诊断，虽然的确未必只有一个标准答案，但是这至少可以在一定程度上减少严重误诊的发生，例如我不时能看到地方医院诊断的恶性肿瘤在三甲医院进行病理会诊之后被证明为良性的事件。当然，一味增加看医生的数量，无休止地看医生，也不解决问题，第二诊疗的目的是补足单一医生的疏漏，而不是把看病这件事做成揪花瓣，"我有病，我没病，我有病，我……"。

第二，要及时、认真地和医生反馈用药的治疗效果。有的时候，药物的效果是通过病人自身感受来体现的，例如镇痛药、安眠药，只有病人才能感受到是否有效；有的则需要通过检查来反馈，例如抗肿瘤药物能否使肿瘤减小，病人的感觉变化可能并不明显，因此要配合医生。及时和认真反馈治疗效果是非常重要的，如果治疗效果不满意，那病人和医生都需要重新审视诊断，并把备用的"鉴别诊断"拿上牌桌重新考虑。

第三，不要为了一些目的，引导医生作出不恰当的诊断。举一个最简单的例子，例如你得了感冒，去医院问诊后，有发热和白细胞升高的表现，医生给你下"上呼吸道细菌感染"的诊断，然后开具抗生素进行治疗。这就是一个最基本的诊断过程，如果没有这个诊断，医生在系统上就开不出药物。诊断不仅仅是一种医学行为，还具有一定法律意义。比如因公受伤，得有工伤鉴定的诊断，才有机会获得理赔；伤残人士得有伤残诊断，才能享伤残人士相关的福利；如果你不小心背上了肺结节的诊断，大多数商业保险都会将你拒之门外，诊断不仅能描述疾病，还具备一定的法律和社会意义。因此，医生下的每一个诊断，都需要谨慎而负责。但作为病人，不要因为希望开具某个药物，或申请一个年假，而让自己背上"肺结节""抑郁症"等不真实的诊断，为自己日后求职、购置保险埋下祸患。

第五节　病历：与病对话，予人觉察

在实习的过程中，我曾经获得了两次荣誉，一次是北大医学部优秀病历书写大赛的一等奖，一次是因为书写"死亡五联单"被全院通报表扬，这两项荣誉对我来说，不亚于曾经获得的北京市海淀区中小学生硬笔书法比赛三等奖（强调：不是参赛即有奖）。可以不吹牛地说，我毕生的写作巅峰就在实习期间，后面的文学创作生涯都是狗尾续貂。面对很多人的造访取经，我也是经常给出我的病历供大家学习参考，甚是得意。直到有一天同学过来告诉我，你这个病历写得啊……我说不要再夸了，我很难克制自己小人得志的骄傲。他说不是啊，你这个病历写了个啥你自己看看啊。我仔细一看，大概是值班值得精神错乱了，我在病史里写道："病人使用王兴肛塞，3日后好转。"这份病历的照片还保留在那个不能透露姓名的同学（姓成名功，成功）手机里，说等我功成名就了来找我敲竹杠，这大概就是我努力平凡至今的借口。

人民群众对医生"书法"的吐槽是喜闻乐见的，我在《病人家属，请来一下》的签名过程中也写了一些寄语，许多读者的评价是，这个医生的字我居然看！得！懂！不知道什么时候开始，"能看懂"已经是病人对医生病历的最高要求。不过，吐槽医生书法过于飘逸的时代几乎已经过去了，现在的病历基本都是用机器打的，但即便如此，很多人仍然觉得明明每个字都认得，但是连起来就是读不懂，所以病历难懂也不只是书法的锅。它带给病人一个值得玩味的信号，那就是医生好像也并不是很想让我看懂。

文字最基本的价值就是存储和阅读。我们写东西，一定是用来看的，要么给自己看，要么给别人看，但是病历似乎就在阅读这个层面让人感觉到文字失去了传达信息的功能，所以我们首先要明确一个问题：病历到底是写给谁看的？

01. 只有医生知道

病历其实就是病人情况的记录，理论上讲，一个没接触过病人的医生都可以通过这份记录复原病人诊疗的全部过程，因此，病历最大的价值在于帮助医生完成医疗过程，而不是给病人讲述疾病的科普读物，所以它的表述首先应当是明确、高效，而并非让所有人都容易理解的。

一份完整的病历包含了病人的病史、辅助检查、会诊资料、检验报告、手术资料、耗材记录单、护理记录、麻醉记录等。

我们在前面也提到了，疾病的诊断中包含客观标准和主观标准，病历也分为两部分，一部分是客观病历，一部分是主观病历。

客观病历，是指客观的，不掺杂或者很少掺杂医生主观分析的部分，例如"入院志"。入院志里面，医生的文字通常是，病人自诉"如何如何"，否认"如何如何"，去外院就诊，诊断为"某某"疾病。这个疾病，一定会打双引号，意思是这部分入院的病史是病人自己叙述的。病人的否认也是我问过了，病人自己说没有。

在一些医院，入院志是需要病人签字的，表示上述记述他看过，医生的记录没有问题。除此之外，客观病历还包括病人的化验单、检查报告、医嘱等。这些客观病历的部分，就很像用于分析的"证据"。

主观病历记录什么呢？通常是病程记录、会诊意见等，这代表了医生根据"证据"所进行的主观判断。例如病程中通常这样表述：根据病人目前的某某症状，结合查体的某某结果和超声检查发现的某某结果，考虑病人某某疾病的可能性大，诊断依据如下……

在书写主观病历时，医生会将客观病历中各项检查和治疗护理过程，通过自己的经验知识串联之后得到一个结论，即目前"我认为"最可能的诊断是什么，还有哪些诊断也可能，但是目前"我认为"不像，接下来"我认为"要采用什么治疗。

主观病历在过去一般是不向病人开放阅读和复印权限的，因为它记录了很多医生主观的想法，这是医生之间交流的"心里话"，如果被没受过医学训练的人看到，可能会产生新的问题。例如，即便你很清楚你的治疗经过了一些波折，最开始的诊断有些误区，后来才得以纠正，你在病历上读到"治疗效果不佳，结合某某检查，考虑初始诊断不成立，更新诊断为 xxxx"，你还是会不舒服，认为自己"被误诊"了。

但这几年，一些医院的主观病历也逐渐允许病人查看甚至复印了，这对医生书写病历的要求就更高了。如果病历写到主任医师每天来查房，但是病人表示自打住进来就没见过主任医师，这就与事实产生矛盾了。所以这个方法也倒逼医生严格按照规定进行查房等操作，认真记录病历，让双方都有依据可参考。

当然这也为我们提出了一个新的议题——如果说透明玻璃做的厨房可以让顾客更信任餐厅的卫生，那玻璃房做的医院，会使医疗行为更好还是更坏？可以先不急着给出答案，先记住这个问题。

实话讲，即便是敞开了复印权限，我也没见过病人平白无故去挑病历里的毛病，双方最终还是奔着医疗效果这个总目标的，只要医生把该做的事情做好，把该沟通的沟通好，病人甚至可以接受病历里的错字和病句。但是如果医生什么都不做，病历即使编成完美的小作文，病人和家属也未必买账。医生书写的病历虽然首要目标并不是给病人阅读，但病历当中有一些部分是写给病人看的，这部分本应清晰明了，例如"医嘱"部分。高中的时候我有个朋友，一次醉酒后被拖去急诊就诊，医生写好病历之后，住校的全体舍友帮忙一通猜，就看懂了"戒酒"两个字。这个部分本就是病人的出院或者门诊指导，医生是应当好好书写的，例如戒烟、戒酒，休息多久，饮食忌口，平卧或者怎样体位的休息，如何活动，等等。不只要和病人说清楚，这部分也尽量写清楚。

病历记录的是病人的病程，自然使用的都是专业词汇，为了追求书写的高效和精确，有些用词只需要同行能看懂，所以当病人拿到病历后，就容易有种看天书的感觉。

医生在病历中经常会用拉丁文的处方标识，比如皮下注射我们会写 IH，肌肉注射写 IM；一些药名也常常使用缩写，比如利多卡因我们就写利多，或者直接写英文 Lidocaine，生理盐水会写 NS；即使是查体，也有专有的名词。例如我们要排除外胆囊炎的时候，会采用一个查体动作，很难具体描述，你可以理解为：我用左手的拇指，从你肋骨的下缘往里抠你的肝，也就是抠胆囊的位置，如果有疼痛，就叫做 Murphy 征阳性，表示有急性胆囊炎，病历里会写成 Murphy（＋），（＋）就代表阳性，而阴性就写个减号（－）。结果可想而知，在一段话里有这么多专业名词术语的情况下，病人怎么可能轻松地读懂？这点需要帮医生辩解一下，因为医学的大多数词汇都过长，所以选择使用字母缩写既高效又能表达清楚。

字迹潦草的确也是一个问题，别说别人，我在读大学时，因为跑马拉松脚扭伤后去看病，心想我学过解剖和病理学，怎么也算是半个医生了吧。但是很可惜，我还是看不懂。但医生之间却沟通自如，堪称地球文明第九大奇观。

其实医生的字潦草，但医生互相能看懂，不是因为医生辨认书法的能力强，而仍然是"词汇量"的问题，除了拉丁文缩写之外，医学术语当中也包括"肱骨""colles 骨折""肛诊（－）"这些普通人很少接触的词语，就难免在辨认的时候，无法判断到底这个笔画属于什么语言，是汉字还是符号。

我在急诊轮转时，也是手写病历的，而且还很有仪式感，垫上两张复写纸，一张给病人一张留档。我写病历的时候，最开始也是尽可能一笔一画，但是病人都在排队的时候，我脑子里一边要准备下一个病人的接诊，一边要考虑刚才开输液的几位病人的化验单，于是不由自主地龙飞凤舞起来，一次病人来问我，"查体末位淘汰"是什么意思，我才意识到，屠龙的勇士终成恶龙，这明明是"查体未见异常"啊！这确实并非我本意。

除了医生进行病程记录，病历还是写给未来的医生看的。一直以来，病历都是医学教学、研究的重要资料，有些病史即使十多年之后，依然可能会被人从病案室当中翻出来，从中寻找有科研价值的信息。所以作为可以提供病人具体信息、诊疗过程，以及对关键信息进行解释分析的病历，应该被每一位医生认真对待。

02. 病历有时就是人性试金石

病历也是写给司法人员，以及医疗事故鉴定团队看的。

如果一位病人的治疗很顺利，那他的这份病历除了医生和病人自己，几乎不会被第三方看到。但是如果发生医疗纠纷，这本病历未来可能会作为证据，接受律师或相关司法人员一字一句审核。

这也是病历一个重要的属性，即法律属性。

举个例子，一位病人在治疗的过程当中，因为化疗药的副作用白细胞被消灭殆尽，免疫力丧失，爆发了一场肺炎去世了。家属坚信是因为医生的疏忽导致的医疗事故，选择封存病历。病历一旦被封存，就无法再做任何修改和补充，所有的内容都要作为呈堂证供。这个时候如果有哪位医生抱着侥幸心理进行了修改，那好，篡改病历，直接医生方全责，就不需要再研判了。

即便没有篡改病历，司法人员从这份病历中检查出很多问题，例如病人入院的 3 天内，没有写过一次主任医师查房，即使主任说我真的查房了，但是年轻医生的病历没有写，那就无法证明查过。另外，在病人死亡前的 3 天内，都没有一个病程来反映病人的肺部感染情况和用药情况，这说明什么？说明病人在这 3 天内也许没有被充分重视，也可能没有接受合理的治疗。你翻出医嘱来证明该怎么治疗就怎么治疗了。很可惜，病历没有写呀，你用的药是谁让用的，是科内讨论决定的么？是主任查房批准的么？再有，即使是这些动作你都完成了，病人死亡之前的严重程度有评估么？有组织更高一级的查房讨论么？每天测的血液指标、病情分析和下一步的治疗方案，甚至还有和家属的沟通，有体现在病历上么？如果没有，那就可以认为没有做过。

因此，一份完整的病历，是医生执行医疗行为的记录，在发生医疗纠纷的时候，可以让医生有证据证明自己的医疗行为是合法、正确的，避免在病人家属的质询中哑口无言，明明流程正确却落于下风。

事实上，顺利的治疗千篇一律，而不顺利的病例总有遗憾。各行各业中，事故发生后只要细究，一定能找出诸多问题，这是难以避免的；即便是没有事故的工程，也只是由于其容错性有效地避免了事故，而不是没有发生任何错误。站在已知结果找问题的角度，一定可以说如果当时医生多做一个检查，这个病人就没事了。但是一份不合格的病历（例如有些病历会出现女性病人"触诊前列腺未见异常"这类啼笑皆非的错误）也很难让病人信服医生医疗的过程是完美的，只是没有好好写病历。

总而言之，无论对病人还是医生来说，病历都是医生记录病人治疗过程的一份很重要的材料。

03. 精确源于敬畏

在以前，一份优秀的病历是什么样的？

我大概 10 年前曾经拜访过一位 90 岁的老奶奶，她是咱们国家儿科神经学的奠基人左启华教授（《怪医笔记》的灵感来源，书出版之后我联系她时仍然健在，现在已经百岁有余了）。那次她给我讲到，她当年在燕京大学读书的那段时间，接受的是"协和式"的医学教育。他们的病历都要用英文手写，认真到一个错都不能有。不但要写，还要在病历当中分析自己的诊断思路，照搬病人检查结论的一律会被认为不合格。当时的老师一不高兴，就会把不合格的病历从窗户扔出去。大概也是因为这样严格的要求，老协和人的病历哪怕放到今天，读起来的体验都不亚于读文学作品。一份优秀的病历，应当像讲故事一样，结合病人自身的症状和检查结果，引用最新的文献和指南建议，对病人的情况抽丝剥茧，并且给出最合理的诊断和需要鉴别的诊断。

一份优秀的病历能够看出医生活跃的思维和严谨的逻辑。精炼的用词可以体现一位医生的专业程度，相反一个小小的错误也可能让病人瞬间失去对医生的信任。例如有些医生在病历当中，习惯性地把阿司匹林称为抗凝治疗的药物，这是不准确的，阿司匹林的作用是抗血小板治疗，与抗凝药物的作用机制不同。在医学中，哪怕是一个小小的用词疏忽都是不合格的，所以不学医的人如果伪装医生，很快就会被识破。在很多严格的医生眼里，医学考试只有100分和不及格两种。

这样严谨的病历固然让人敬佩，但如今细致化的分科已将疾病的治疗重新格式化，一个科室治疗的疾病局限在几种，病历全部都是模板化的，病人像流水线上的一个个零件一样在各个地方流转，医生也逐渐成为流水线工人，无限增加的工作量和病历的低效重复让医生无法给予病历书写充分的时间和重视。

在一些专科医院，比如甲状腺外科，这个科室就只做甲状腺疾病的手术，大多都是甲状腺癌。从入院记录到查体，再到病历的分析，基本都可以套用一个模板，只需要做小幅度修改。原本写一份病历要花一个小时，现在改一改可能10分钟就全部搞定了。

但是对年轻医生来说，这种模板化的病历书写模式容易使其忽略医学的重要性，只是把基本的要素按照规定的格式套进去，至于写的是什么，他们很少关心，反正少了这些繁琐的文书工作，看起来也不影响治病水平。

我无法去判断，这样的模式究竟是不是和医疗的本质渐行渐远。现代的机器手段应该起到的是帮助的作用，但医生至少要知晓病历的正确记录方法，才能够在特殊情况发生的时候，跳出这个模板，用精确的文字描写属于这个特定病人的诊疗过程，以及在这个过程当中自己的思考和分析。我们始终应当理解，写在病历上的那个名字，它不是一个没有生命的名字，而是一个活生生的人。

第六节　治疗：有所为，有所不为

　　如果问学医能干什么，"治病救人"是最简单的一个答案。毕业前，我去昆明参加一场学术年会。回来的时候飞机刚离开昆明就偶遇强颠簸气流，我眼前的笔记本从小桌板飞到了天花板，再摔在地板上。我隔壁的小妹叫得很大声，但我没有嘲笑她，因为我叫的声音更大。我正心中默念着"一切平安"，广播果然就传出了声音说后排有乘客需要求助医务人员。坦诚地说，在这一刻解开安全带，站起身，对着惊讶的邻座小妹说句"借过一下"，我真的有被自己装到。我来到最后排，看到上排的塑料行李架被撞碎了一块，相应的下方阿姨的头也在流血，据说是因为颠簸过程没系安全带。我在空姐的帮助下，用当年参加临床技能大赛一等奖的技能给她的头进行了包扎，很难看，但止血效果还行。紧接着，阿姨说胸闷，我测过血压之后，问空姐要了半片硝酸甘油给阿姨含服。回到座位的这一路，我接受了这辈子在医院从未有过的英雄般的礼遇，虚荣心得到极大满足。这次经历告诉我，医生这活儿，能干。

虽然医生的职责是治病救人，但"天下无疾"仍然是一个遥不可及的理想，它不只需要病人没病，还需要医生真心希望病人没病，更需要的是病人在医生诊断没病的时候也觉得自己没病。而最常见的情况是最后一种，医生认为你不需要治，你觉得：不，我需要。

01. 能治愈的疾病并不多

第一，相当大一部分疾病是自限性的疾病。

所谓自限性，就是这个病识大体，知进退，有限度，到了一定程度自己就会好。你思考一下：当你感冒的时候，虽然你吃的药叫做感冒药，但是有针对病毒的成分吗？很少，多数都是解决感冒所带来的症状。即使不吃药，感冒也能好，只是过程难受些。

胸外科的肋软骨炎也是个典型的例子，我总会戏称它为"绝症"，就是因为它的疼痛多数能够自行缓解，只是需要比较长的时间。这个过程中可以用镇痛药帮助缓解，但没有什么看起来一针就灵的方法，甚至没法用手术的方法根除。目前也只有在病人疼得十分严重的时候局部注射一定量的激素和长效局麻药进行封闭治疗。除此之外，也可以尝试针灸治疗。

近年来常见的肺结节有没有可以吃的药物消掉它呢？很可惜，也没有。但是只要发现结节，大家似乎总认为应该吃点什么药。这就导致"散结丸"这种无批号的民间"药物"大行其道。正如癌症手术后，无论医生怎样不推荐，病人总是要打点什么针，吃点什么药，似乎这样才能巩固治疗的效果，抑制癌症的复发。我们总期待"做什么"所带来的获益，却罔顾事实证据，只当花钱买个心安。

见义勇为是值得鼓励的一件事情，特别是在别人需要医生的时候，挺身而出是作为医生义不容辞的责任。我经常听到我的学长同仁们出现在各种急救的场合，也因此产生了强烈的职业归属感。但如果你有心观察一下各类新闻报道，会发现一件有趣的事情，在高铁上、飞机上出现"不舒服"的时候，几乎所有的报道都称医生到身边"实施救治"，看病人安然无恙后才返回，突出医者仁心。通常在有限的空间、设备和人员环境下，医务人员能够徒手开展的有效医疗也大多限于心肺复苏，除此之外更多的是进行直觉上的判断，如果病人的状态让医生感觉不稳妥，就会劝导病人早些下车到医疗机构接受治疗。医学又不等同于电影中的运气疗伤，病人脑袋上冒个烟就治愈了，对"实施救治"的夸大，其实是夸大了医学的有效性。虽然多数病人都会在医生和乘务人员的陪伴下自行缓解，但这是陪伴和支撑的价值，而不是治疗的价值。

第二，有些疾病找不到病因，但通过支持治疗能够创造自愈的机会。

如重症病毒性肺炎，抗病毒治疗同样是相当难的。病毒与细菌不同，它没有原核生物的特征，反倒与人体的细胞更接近，因此就更难被抗生素这类药物消灭，但好在人体对外来的病毒会很敏感，会派遣出一支免疫细胞小分队，根据病毒的弱点设计出武器将其消灭。只不过，消灭的过程也可能产生肺的水肿，因此人作为病毒和免疫细胞的共同宿主就无法呼吸了，也就是在杀死病毒之前可能先杀死了自己。这个时候，能给免疫细胞多争取一些时间的关键基础就是"支持治疗"。例如在肺炎导致水肿、人无法呼吸的时候，医生先用各种设备和手段维持人的生理活动，用上呼吸机、ECMO等。幼儿发热也多数是会自愈的，但如果长期保持超过39℃—40℃的体温时也需要控制体温，以免高热引起的其他损伤。疾病就像是一场森林大火，你知道很难扑灭，但你也知道森林总会下雨，你要做的就是在下雨之前让动物们活下去，因为火终究会灭。

除了从外界给与支持治疗之外，减轻内在的疾病压力也同样有效。有一种疾病叫做系统性红斑狼疮，好发于豆蔻年华的女孩子。发病的人面生蝶形红斑，成为这个疾病一个典型的特征。这个疾病最可怕的不在脸，而在于系统性破坏。这是一类自身免疫能力太强导致的疾病，免疫系统把自己的器官当作外来的敌人，派遣炎症分子部队去歼灭。攻击肺，就有肺炎；攻击脑，就有脑炎；攻击肾，就有肾炎；攻击皮肤，就有皮炎。狼疮就是大水冲了龙王庙，一家人打一家人，因此它本没有针对性药物，最佳的治疗是以抑制自身免疫功能为主的激素类治疗，通过减轻这些炎症分子造成的损伤，给那些被损伤的器官得以喘息康复的时间。

第三，如能发现病因，针对病因进行治疗。

我们能治疗的疾病仍然在不断增加，这取决于我们是否发现了疾病的病因。例如切除阑尾可以治愈阑尾炎，切除一部分肺可以治疗早期的肺癌，切开引流加服用抗生素可以治疗细菌性的脓肿，在解除了病因之后，组织的再生超过损耗，人就会重新恢复常态。

有一个病人因为视野有缺失看病，同时作为男性的他发现，自己的乳房也发育了，通过我们前面探讨过的"一元论"方法，这个病人经过详细检查之后发现大脑中的垂体有一个瘤子，这就是垂体瘤。垂体瘤有各种类型，有的可以让人"满月脸、水牛腰"，有的可以让人血压异常增高，有的可以有甲状腺功能亢进的症状，症状非常丰富，但病因非常单一，像生产线上不慎卡住了一个齿轮，只要去掉病因就可以，这样的疾病就是好治疗的。

当然，在我们探讨"病因"这个词的时候，一定是在狭义的语境内才有价值，如果无边界地深入"病因"概念，就容易陷于哲学而非医学。例如在探讨早期癌症时，如果把癌肿本身当作病因，就可以获得明确治疗，但如果这个时候认为癌症的发病是土壤、基因和空气导致的，甚至是"地沟油吃多了"，或者一切都归结为"身体平衡发生了问题"这个结论，就无法获得有效的医疗。诚然，作为医生的我们应当谦逊地认为现代科学所理解的"因"也许在未来被证实只是"果"，医疗模式都会随之发生改变。例如宫颈癌的病因是 HPV，我们近年来针对 HPV 的预防可能比治疗宫颈癌的价值更大。但是在当下，解决当下的病因才能在真正意义上治疗疾病。所以对病因的探索，是医学进步的关键。

深入学了几年医学之后你才发现，人类真正能治疗的疾病并不多，多数看起来的治病，不过是采用了一些手段使人扛过疾病不舒服的甚至是危险的状态，然后一切都依靠人体强大的自愈能力。总之，在疾病发生发展的过程当中，充分认可人体自愈的能力，必要时给与支持，解决可能的病因，是人类对抗疾病的几种方式。

02. 跷跷板：消除病变和保留功能

我是个冷兵器迷，从小沉迷各式各样的武器，我喜欢研究每一种武器的优势和缺陷，说到底，是研究其进攻的逻辑。既然剑已经是武器中的君主了，为什么又要有枪，有斧，有锤，有飞镖，有时还要有魔法。这正是因为，不同的敌人要采用差异化，甚至是组合式的进攻。而疾病的治疗方法，其实就是采用不同维度的武器对疾病进行的处置。

权衡思维，它也是理性思维的一种，是指医生在做一切与治疗选择相关的事时，都应基于两个目标的权衡——最大限度地去除病变和最大限度地保留正常功能。权衡思维贯穿医疗决策的始终，是体现医学人性的最重要的思维方式。

遵循生物学的规律

医生选择治疗方法，他遵循的是疾病和人体的内在生物学规律，也就是他要理解人体损伤和愈合的机理，也要对人体的恢复过程心中有数。

举个例子，很多人在手术后身上会插引流管，刚学医的学生总会问一个小白问题：如果管子拔除，那人肚子上不是会有个窟窿吗，肠子漏出来怎么办？简易版的回答是不会的，当管子抽出之后，整个通道因为缺乏支撑会瞬间塌陷，仅剩的皮肤破口在 24 小时内也会封闭。但这仍是个好问题，因为对它的理解就是对生物医学的理解。医生对你的身体该如何生长心中有数，自然就不会慌乱。一个好的医生应该像农民一般，审时度势地蹲蹲苗儿，掐掐尖儿，这些看起来反其道而行之的手段，恰恰都是对庄稼的深刻理解带来的。

到底是采用物理攻击，还是魔法攻击，也是基于生物学规律。刚刚提到的红斑狼疮，是由于病人的免疫系统会持续地攻击自身的器官，从而导致各个器官的功能发生故障，所以这种情况下，用切、烧、砍的方法都是没用的，必须要用魔法打败魔法。所谓魔法就包括糖皮质激素、免疫抑制剂等，它们有着非常神奇的抗炎功效，能够阻断免疫反应。

在外科领域，不同的器官处理方式的差异很大，也是基于生物学规律。明明鱼刺可以通过内镜取出来，肾结石也可以通过肾镜或者超声波碎石排出来，那为什么胆里的石头就不能取出来，非要把胆囊整个切掉呢？真是因为胆囊太没用了吗？不是的。尽管对"保胆取石"的尝试和探讨仍然在进行，目前的指南和共识仍是把胆囊切除作为结石治疗的金标准。原因是通过大量研究了解了胆囊的特性和不同手段治疗下病人的康复情况后，学界发现"保胆取石"只能解决一段时间的问题，结石依旧会复发，甚至堵塞胆总管造成更严重的胆管炎、胰腺炎。正是由于胆囊区别于其他器官的生物学特性，所以医生才不能"保胆"，而不是医生自以为是的臆测，或希望通过手术创收。

当然，对"保胆"的尝试仍在进行，也许在新科技的加持下，"保胆取石"可以有更好的效果。同理，结肠癌如果有两个肺部转移灶，手术切除肺部的转移灶就有意义，但如果不是结肠癌，而是肺癌出现其他肺的两个转移灶，手术切除就没有意义，这也是采用统计学基于现象的分析得出的结论。

权衡性价比

权衡性价比，指的是医生权衡治疗方法所产生的风险与获益比。

一个病人患了肺炎，整个肺叶都有细菌性的炎症，我们选择什么方法治疗？当然是首选抗生素，它不仅价格便宜，还几乎没有创伤和风险，三天左右能康复。会不会有人这个时候跳出来说："我反对，我认为要做手术，切掉那个被感染的肺叶。"不会。因为这样不仅要实施一个复杂的手术，病人永远失去一个肺叶，而且还不一定能治好。所以没有人会选择手术，因为这完全不符合大众的常识。但即使是这样简单的例子，我们做判断的过程其实仍然是在权衡性价比，只不过在这个例子里，性价比的差别过于明显。然而，治疗方案之所以容易纠结，就在于性价比相近的情况。

你经常听到一个词，叫做"保守治疗"。胆囊结石，可以手术也可以保守；扁桃体肿大，可以手术也可以保守；腰椎间盘突出、颈椎病、包皮过长等，我们似乎都可以选择再等等，也都可以选择快刀斩乱麻。在性价比相近，普通病人无法区分的时候，决定我们是不是要克服一切恐惧去手术的是什么？是适应证。

腰椎间盘突出症如选择手术，适应证里面有一条，叫做马尾综合征，意思就是椎间盘的压迫导致控制大小便的神经功能出现了障碍，如果这个情况再不进行手术，也许神经功能就要不可逆地受到损害。所以在这个时候，你手术所冒的风险小于疾病本身的风险，就使得手术成为了一个必选项。

适应证通常是国际上的各大医学会根据大量文献报道汇总得出的结论，如果达不到适应证的标准，就意味着手术的获益更小，风险更高；相反如果达到了适应证，手术的获益就大于风险。如果达到了适应证，但病人拒绝治疗就会面临疾病的风险，而这种"君有疾在腠理，不治将恐深"的风险对于没有发生也没有见过的病人而言显得危言耸听，就像早期癌症时对医生苦苦相劝的手术置若罔闻，等一年后想回来手术又失去了机会。

相反，超出适应证进行治疗也一样有风险。医生们当然可以进行新的临床试验来拓展医学的边界，并在获得结果之后更新适应证。不过，在适应证获批之前的"超适应证"用药，需要严格的临床试验文书和充分的病人告知后方可进行。如果你的医生给你用了一种医生朋友没有听过、正规网站也查不到的治疗，同时也并不想对你充分告知，这时你可以寻求第二诊疗意见来帮助自己进行判断。

另外，和适应证类似，一些可能阻拦我们进行治疗的身体问题，叫做禁忌证。例如我现在的膝关节半月板磨损得走不动路了，我确实应该做膝关节置换的手术。但假设我肾功能衰竭需要透析，血糖又非常高，还时不时发作心绞痛症状，那么我接受手术的风险可能会高于膝关节本身的风险，医生就有可能会放弃手术治疗。

以上作为文字的描述呈现固然简单，适应证和禁忌证仿佛黑白分明的两枚棋子，人当然会选择符合适应证又不包含禁忌证的情况下进行治疗。但真实世界远比理论复杂得多，当我面对一个85岁老汉的时候，我不应当因为他的年龄大，家里人也认为"这么大岁数了受得了么"，就直接顺从地宣布他无法接受手术。医生之所以不同于病人，正是在于其能够通过对病人的观察和对医疗操作复杂程度的理解，通过一系列评估，步步为营地持续权衡对于他个人的治疗性价比，这就是经验的价值。在判断之后，我们的主任经常对病人说："85算什么，这么小的手术95我都做过，你身子骨这么硬朗，得照着 105 活啊！"

多学科综合模式

当下，我们的治疗模式越来越从单一学科模式变成了多学科综合模式，肿瘤是最典型的例子。

一个肿瘤，就像是秧苗上长了害虫。一开始害虫少的时候可以用剪刀把长害虫的部分去掉，这就是手术；一旦长害虫的部分去掉之后，如果还担心局部存在的虫卵以后可能会死灰复燃，那可以考虑用日光照射的办法进行巩固，这就是放疗；到了后面，虫子到处都有，那就只能用农药，把害虫杀死，虽然秧苗也会受影响，但害虫会死得更快一些，这就是化疗；如果通过高科技发现这个虫子身上有一种特殊的标记，秧苗上没有，就可以设计一种只杀灭这种标记的特殊药物，这就是靶向治疗；最后，我们还可以尝试调动这个秧苗自身的抵抗力来赶走虫子，这就是免疫治疗的设计逻辑。

临床上也经常会使用组合拳，物理攻击、魔法攻击、防御手段一起上。例如对抗幽门螺杆菌感染这个疾病，就包含有两种抗生素外加一种胃黏膜保护剂和一种抑制胃酸的药。这种四联的吃法，其实是在我们掌控了四种药物分别的独特作用之后进行的整合，从逻辑上讲和中医的治疗理念有些相似，只不过是将药物的成分精炼萃取之后再进行的有效混合。

多学科模式最关键的价值不在于参与形式或者空间上的多学科（那顶多算医生开会），而在于每个医生都有多学科思维。当一个医生认可自己只是多学科当中的一个节点时，病人自然就会在多个学科当中进行流转。这绝不是踢皮球，而是按照科学的治疗顺序进行的有序流动。有个可以供参考的小细节是，假如一家医院能把多学科治疗贯彻下去，一定是更值得信赖的，多学科治疗这件事不是关键，关键的是做成这件事背后隐含的深意，你不妨思考一下这是为什么。

医生的偏好

诚实地讲，每个医生个人对于"武器"的选择，都是有偏好的，这也是"屁股决定脑袋"的问题。手中攥着手术刀的外科医生，自然会觉得手术是能够解决大多数问题的手段。内科医生在主观经验上也看到许多病人经过他悉心治疗好了，因此对于内科用药更为推崇。在"大是大非"面前，也就是适应证或禁忌证非常明确的时候，医生的偏好是几乎不起任何作用的，因此病人不必担心自己看的是外科医生就会给自己洗脑做手术，看的是内科医生就洗脑保守治疗。医生的偏好发挥作用，恰恰说明手术还是保守的选择应是五五开的，是两类医生在一个病人身上进行治疗方案的权衡。

之所以病人也需要权衡，是因为病人也有个体的偏好。当一个病人作为个体，亲眼看到身边的人因手术而重获新生，他就会成为手术的拥趸，但当他看到身边有人因手术的并发症去世，就会从此对手术有下意识的恐惧。之前我们也说过，医生和病人本没有太多的不同，无非是经验和知识的深度和广度，双方都可能会存在不同治疗方案的偏好。

03. 新治疗技术通常和疗效无关

我在读大学的时候（2010 年前），靶向治疗还是个新兴玩意儿，许多医生还并不在意，但 10 年过去了，肺癌的靶向治疗直接把存在基因突变的晚期肺癌病人的中位生存提高了一年多，更有无数的晚期病人可以通过服药长期生存。但是很多病人仍会感觉到，他们在咨询医生最新治疗的时候，医生总是显得有些淡漠。似乎对于病人来说的"救命稻草"在医生看来不值一提，导致病人认为，医生一定是疏于学习，懂的还没有我多。

我在高中的时候，看到一个杂志上说科学家发现了一种 β 射线，可以革命性地杀灭肿瘤。可惜 10 多年过去了，肿瘤的射线也经历了无数的革新，但是放疗仍是放疗，即便是重离子治疗，效果也没有发生根本性提升。甚至号称 120 万一针的 CART 治疗，也只对于部分肿瘤有一定效果，对于大多数肿瘤来说仍然处于试验阶段。不得不说，医生之所以淡漠，科学思维在当中发挥了很大的作用。

新的治疗带来的改变经常是统计学上的，而非突破性的。统计学是一门很有趣的科学，我们假设：对同样的 1 万名病人进行治疗，A 药物的平均治愈率是 55%，B 药物的平均治愈率是 54%，二者是不是存在统计学的差异？没错。但是二者的差别真的显著么？未必。无论选择哪一种，你的治疗效果几乎都差不多，但是从科研的角度，A 药物就比 B 药物更优。因此 A 药物的厂家会尽快和一起做研究的医生写一篇文章证明自己的药物更强，并且借此进入药物的推荐指南，作为最优推荐。所以每一年，我们似乎都能够看到一个药比之前强了一点点。但很多年过去了，疾病的诊疗效果并没有1+1+1+……一样累加，只是略好一些，但很有限。如果你想判断一种治疗是不是突破性的、划时代的、革命性的疗法，不要看单篇的研究，看指南就足够了。即使一种治疗进入共识和指南需要很长的时间，但是相信我，对于有划时代意义的治疗方式，指南会打开一切绿灯。例如某种肺癌靶向药物的研究进行了一半，因为效果太好就提前终止了研究，并且半年内指南就进行了更新。

医疗领域可以说是很难接受新事物的一个领域，这不是食古不化，而是因为医学面对的是一个个活生生的人，医学如果为了追求医学的奇迹忽视伦理，虽然有可能获得医学上的飞跃，但失去的却是医学当中的人性。化疗的鼻祖氮芥，二战期间的毒气试验使用了它，科学家解剖因氮芥而亡的人时发现氮芥能抑制细胞分裂，后用于治疗恶性肿瘤，氮芥才由"战争恶魔"转变为"治疗天使"。但人类的医学进步并不该忽视伦理，否则如基因编辑婴儿的事件还会发生。要证明新技术的有效性，就需要不断开展临床研究获取可靠的证据，当证据不断增多，获益的人群足够多的时候，我们才可以认可一项新技术。这不是拘泥传统的裹足不前，而是对生命的尊重。

04. 治疗是一个连续过程

——医生，开刀的时候，能顺便帮我把皮肤上的包也切掉么？

——不行。

——好的，没关系。

如果仔细观察，你会发现，不只是医生，病人自己也在不断地将医疗行为拆解成为一个个的"病"，一个普通人也能完成一些过去在医院里才能完成的医疗操作，这使得医疗行为成为了颗粒度饱满而彼此不相容的弹珠，一个医疗行为只明确地解决一个医疗需求。

例如，你可以自己购买验孕棒来检测是否怀孕，买排卵试纸来确认是否正在排卵。对于常见的感冒发烧，你可以自己用一些 OTC 的退热药和止咳药。伴随着新兴的可穿戴设备，你也可以轻易地检测自己的血压甚至血糖。假设我们能够找到一个机器，当我们走进去的时候，机器可以采用"一元论"的方法告诉我们身上哪个齿轮坏了，我想所有人都会义无反顾地冲进去。

可惜，并没有这样的机器。

当疾病被不断拆解后，你就会发现科室之间的隔阂比想象中更大。当医生为病人进行医疗的时候，往往会将病人的疾病拆解为无数个具体的问题，然后根据自己科室的情况判断是否需要解决，是否能够解决。如果发现不是自己科室的问题，就会转诊。

即便是存在会诊及转诊制度，你也经常会感觉到为你提供医疗的几方在各自为政。例如同时进行眼科和肺的手术，你在做完一个手术之后也要先出院再入院，只因为这样的结算对医院来说更为简洁明确，对"平均住院日"的影响也较小。看病的过程甚至如《木兰辞》所说：东市买骏马，西市买鞍鞯，南市买辔头，北市买长鞭。你甚至忍不住大吼一句："市场就不能盖在一个地方么？！"

医院的专科化，科室的专业化，是社会经济快速发展下应运而生的一种高效解决方案。

然而疾病的治疗过程在人身上应是一个连续的过程啊！即便是两种不同的疾病，也应当按照一个整体来进行判断，哪个治疗先行，同时要兼顾哪些问题。

一个典型的例子，如果病人 3 个月内必须要进行肺癌的手术，但是同时又发现了心肌缺血，并且应当进行冠脉支架的介入治疗。这就产生了一个问题，病人如果先进行肺癌手术，很可能会因为肺癌手术诱发心肌梗死。但是如果先进行冠脉支架介入手术，由于术后需要长期服用抗血小板药，至少6个月（保守建议1年）内无法进行大手术，但这个时间明显超过了肺癌能容忍的等待时间。

面对类似的两难问题，合理的医疗流程要将一个病人的医疗需求进行顺序上的安排，例如评估心脏的情况能否耐受肺癌手术，如果可以的话优先进行肺癌手术。如果不能耐受，那就要选择需要抗血小板时间更短（3个月或者1个月）的新一代支架，甚至选择冠脉搭桥和肺癌手术同期进行。

总之，作为医生要把病人当作一个整体思考，而不是头疼医头脚疼医脚，甚至完成治疗的同时人为增加对病人接受后续治疗的干扰。

但社会进入老龄化后，一个人几乎很少只生一种病，因此对人的整体思考变得越发重要。这未必需要一个医生从头到尾全部解决，但需要他有全局意识，有自己的盟友。他能让病人时刻感受到，是一伙人在帮我治疗，我在一个安全的医院里，我的情况他们都懂，他们会选择最适合我的一种解题方案。

综合解决方案，将是未来医疗的一个趋势。未来不再是一位医生治疗一个特定的疾病，而是一个综合的"医疗大师"根据病人的家庭背景、经济情况、疾病状态、人际关系，帮他做最好的规划。病人和家属提出诉求，医生提供技术，双方一起探索如何用技术来帮助病人。

所谓医生，本就是用医学技术去帮助病人解决问题的职业。所以未来的医生将是病人的教练、导师，而并非单方面的治疗者。在有先进技术的加持下，病人也能够成为自身的检测者，而不再完全依赖医院。

第七节　用药：是性命攸关的事

在 2022 年大上海保卫战时期，我意外卷入了一场"好人好事"。因为看到朋友圈都在求药，而那时的我正在门诊支援，吃、住、工作都在门诊，因此公布了工作微信的二维码，想着帮微信里的病人查询下医院的药物库存，免得大家白跑。感谢媒体朋友们的转发，一个下午的时间，就有三四千人来加微信。一个温馨小贴士，当有大量的人短时间内加你微信的时候，微信会被限制，发不出消息。我甚至和后台说，你快给我通过，有三千个人等着我救！后台没搭理我。我优先帮忙的一类人，是年轻人帮邻居大爷大娘配药的。我在朋友圈公布二维码的第二天，一位志愿者拿了三十张医保卡来配走了一个小区的药。肿瘤科的主任工作到中午饭都没吃上，一直纳闷地说："不是说没什么病人么？"我给她领了饭，她对我说："谢谢，只有你最好，他们也不帮我。"我说："不客气，都是我应该做的。"毕竟这么多人来看门诊有我很大的功劳。

药物治疗是魔法攻击，这种魔法有可能是火系魔法、冰系魔法或者黑暗系魔法。从药物的设计机理上，你能够看到大自然的奇妙，也可以感受到人的智慧。

01. 解药也是毒药

药物进入人体之后，有很多发挥作用的方式，我们不妨这样理解：第一种是做加法，也就是补充人体缺少的成分，例如钾离子、蛋白；第二种是做减法，也就是拮抗，减轻人体某个过强的行为，比如高血压、高血糖、自身免疫反应、过敏反应；第三种是做媒介，通过提供必要的元素，起到催化的作用，调动人体的免疫能力或者骨髓造血能力；第四种，是把人体当做一个培养皿，让药物和人体里的治疗对象产生物理或者化学反应，例如抗生素、抗病毒药物、抗结核药、抗肿瘤药等。

从使用方式上，用药也未必都口服，可以静脉输注、静脉注射、皮下注射、肛门塞入、皮肤贴剂、雾化吸入等，不同的吸收方式和药物在体内发挥作用的机理有关，也和人体耐受药物吸收的速度有关。有的药物只能静脉给药，例如去甲肾上腺素在静脉使用就是安全的，但是如果局部皮下注射，它就会导致局部皮下组织的毛细血管强烈收缩，引起组织的坏死。而胰岛素就只能皮下注射却不能口服，因为胰岛素的本质是蛋白质，口服的话就会使蛋白直接被分解，没有了胰岛素的分子结构，就没有降血糖的效果。

我们都听说过一句老话，叫"是药三分毒"，只要是药物，就有副反应。

大家都应该听过"头孢就酒，说走就走"。这是由于酒精与头孢结合可能会产生双硫仑样反应，病人可以表现为面色潮红、头晕、头痛、恶心、呕吐、视物不清这些症状，看似和醉酒相似，但实际更严重，甚至会出现意识丧失或者呼吸困难。虽然不是全部的头孢都会导致问题，但你只要记得吃任何药都不喝酒就对了。例如，酒精和安眠药一起吃也能够加深催眠的效果，使人进入深度睡眠，甚至产生嗜睡的症状。我有一次值班的时候碰到一位这样的病人，护士发现病人叫不醒了，我们一群人推着他半夜三点跑去做急诊 CT，发现脑子并没有出血和梗塞，直到第二天中午，病人自己醒来，像什么事儿也没有发生。他坦白自己在吃安眠药的时候，偷偷喝了点酒。

食物也会对用药产生影响。西柚虽然很好吃，但是它有一种特殊的成分，可以显著地抑制小肠黏膜上皮细胞的 CYP3A4 酶。原本肝脏是通过 CYP3A4 酶来解毒的，把药物的代谢产物分解掉，这样才不会对人体产生持续的毒副作用。但是如果这个酶被西柚干掉了，很多解药就变成了毒药。试想杨过在服用断肠草解情花之毒时，又吃了口西柚，可能就没有了 16 年后的重逢。高血压药、抗肿瘤药、心血管用药通通都会受到西柚的影响，所以记住吃药的时候，就远离西柚。

刚刚讲的两个例子都属于广义上的药物不良反应，是指各种情况下出现的与药物目的无关的有害反应。而狭义上的药物不良反应，是指药物的用法用量正常的前提下出现的有害反应。是药三分毒，指的便是这种情况，明明一切都按说明书，按照指征去服药，有时候还是会发生副作用。

副作用，或者叫副反应，是属于药物不良反应之一，除此之外，不良反应还包括毒性反应、过敏反应、致畸致癌反应等。

什么叫做副作用？只要你产生的症状改善或者加重不是你服用这个药的初始目的，就是副作用。

比如阿托品，它的作用是缓解过缓的心率。这是因为阿托品叫做抗胆碱药，作用的受体叫做 M 受体（毒蕈碱型受体）。用药的本来目的是使心脏上的受体被药物激活，从而使心脏搏动速度加快，但是全身其他部位也存在这种受体，怎么办？一起嗨呗！全身分布 M 受体的地方太多了，就像是校长点名叫了一声"王涛"，下面可能举起来几十双手。所以阿托品使用后能够同时减少唾液腺等腺体的分泌（麻醉的时候需要的效果），导致前列腺肥大，或者诱发青光眼、散瞳（也可作为主要目的局部应用）。所以麻醉医生在术前访视的时候，也会问你有没有前列腺肥大或青光眼，因为在麻醉过程常规使用它提升心率的同时，就必须要权衡病人能否耐受这个药物的副作用。

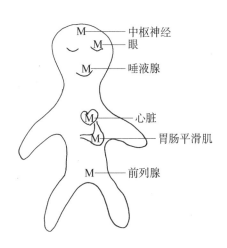

再比如抗过敏药，最常见的一种学名叫做抗组胺药，商品名"扑尔敏"等。人体的皮肤、黏膜在接触过敏原的时候会释放组胺，这些组胺会导致局部水肿，从

而出现流涕流泪的症状。这类药物作用的对象就是组胺，抑制了组胺并没有抑制过敏的发生，而是抑制了过敏反应所产生的症状。但不止这些地方有组胺受体的表达，大脑当中也有相应的 H1 受体[①]，可以维持中枢系统的兴奋状态，所以抗过敏药阻断了 H1 受体，才容易使人犯困。

是不是每种药都有副作用呢？其实理论上讲，这是一定的，只是副作用大和小的区别，因为每个药设计出来其实都有一定的生物化学机制。乔尔·斯波尔斯基（Joel Spolsky）在 2002 年提出了抽象漏洞定律，即指所有的抽象在某种程度上都是有漏洞的。我们开发一款药物的正确姿势其实也是抓住克制疾病的主要矛盾，去掉看似无关紧要的因素，这也是我们常说的抽象的过程。但随着单一的药物作用机制在人体场景下发挥作用，会使得系统变得越来越复杂，有些以前忽略掉的因素在某些情况下逐步变成了必要因素，自然就会出现漏洞，也就是副作用。当然，我们也可以理解，作用很明确的药物，都有明确的副作用，而作用不明确的，副作用也不明确。例如保健品，看上去没有什么副作用，但同时作用也值得质疑。

副反应也并不是一成不变的，有时候的副作用，恰好是另一个疾病的解药。

在 1989 年，辉瑞公司发明了一款药物，能够降低肺动脉的压力，治疗原发性肺动脉高压，临床试验开展得并不顺利，但志愿者意外地发现，它可以显著增强男性的勃起能力，90% 的志愿者都出现了

---

① H1 受体主要用于拮抗组胺以及其相关的医学运用。组胺通过 H1 受体兴奋各种血管外平滑肌，如使支气管平滑肌收缩，神经调节人体痛痒的效应也有 H1 受体参与调节。

不同程度的勃起，于是很多志愿者在试验结束之后还愿意来公司参加试验，就是为了获得这个神奇的药物。这个药物就是后面辉瑞公司的神药，西地那非，我们大陆翻译成"伟哥"，台湾地区翻译为"威而钢"。

另外，吃药的话，要按照医生，或者按照说明书的方法吃。有的药是一天一次，有的一天几次，有的还要求空腹吃，有的要和饭一起吃，其实这都是药的设计原理决定的。之所以不同的时间服药，关键就在于血药浓度，有些药物在体内的半衰期长，作用持久，因此病人不需要为了追求效果频繁服用，如莫西沙星，一天吃一片就足够了；相反，有些药起效很快，但是半衰期也很短，就适合临时服用，例如安眠药。

在配药咨询事件中，我确实发现很多病人存在问题。但凡是一个有基本医学素养的医生都不会开两种同类型的高血压药，分别是"硝苯地平"和"氨氯地平"。高血压药本就分为很多种机制，例如减少心肌收缩力和心率的"地平"类、"β 受体阻滞剂"类药物（减慢车速），利尿剂（减少车辆），调节血管紧张类药物（交警管理），最终会通过一种、两种或者多种不同类型的药物降压，但一般不会用同类的两种。我询问了原因，发现这是病人一直让别人替自己开药，替着替着就搞错了。

有些药物确实需要不断地调整药量，比如甲状腺素片、激素等，而且未必每次都去医院，而是可以根据医生的指导建议自行调节，这没有错。但是如果认为自己生过病，一定比医生经验更丰富，就容易犯错误。

02. 价格潜规则

无论是中药还是西药，制作它们的原料其实都非常便宜。中成药需要一些植物类的药材，很多西药甚至压根不需要，只需要在实验室里即可根据一定的流程进行有机合成。但是，为什么药物都那么贵呢？特别是肿瘤的靶向药、免疫药。

说到这里，就不得不简单提一下药物的研发过程。

以我自己为例，在读博士的时候我也做过一个关于癌基因的科研课题，最终证明它对小鼠有一点抑制肿瘤生长的效果。我便经常看着实验的结果陷入白日梦的沉思，幻想自己研究的这个东西被做成药物，成功解决数万病人的癌症问题，我也成功上任 CEO，迎娶白富美，走向人生巅峰。但事实上，我所做的事情只完成了漫漫长路的 1% 不到。

科学家发现了 1 万种在小鼠体内发挥作用的药物，但可能只有不到 10 种会进入临床试验的阶段，最终也许只有两种通过临床试验证明有效，上市之后，其中一种也可能被发现有严重不良反应撤市。故而获得一个被世界认可的药物，需要 10 年甚至十几年丝毫不夸张，而这时企业才可能靠这个药物收回前期付出的高昂的人力、物力成本，直到专利期过去，仿制药逐渐进入市场，这款药物的利润空间才会逐渐消失。但是企业累积收获的资金可能也足以让公司继续扩展规模，开展下一个药物的创新与研发。

对于药厂的高利润销售行为，一些学者也发表过自己的看法。在《仿制药的真相》一书中，作者揭露了印度籍的药物研发专家在印度进行仿制药开发和销售的故事，让作为读者的我见识了资本力量的可怕，有时甚至是凌驾于尊严、人性和生命之上的。进行仿制药生产的企业最终会为了压制成本，频繁出现数据造假，生产环境不合规等问题，即便有举报者付出了生命的代价，这些不合格的药物仍然在销售当中。但另一方面，印度的仿制药在《我不是药神》当中看似是救苦救难的存在，而药物研发和销售的药厂被定义为反派资本家。本作并不对此进行深入探讨，但病人朋友需要理解，对于知识产权的无视，对价格一味的打压，最终更可能影响的不是药品的质量，而是企业研发的信心，我们就始终只能做仿制药和创新药，永远做不出属于自己的原研药。

总的来说，国产药从价格上确实要低于进口药。一方面自然有关税和地方保护等因素的影响，另一方面，是因为创新药是在原研药的基础上进行的微创新，药物的原理大同小异，因此它节省了试错成本。还是那句话，药物的成本大多在于研发和实验阶段，真的落在原材料上其实并不多。所以，无论是仿制药（也就是原研药专利过期之后可以仿制销售）还是创新药（原研药专利没有过期的时候进行的专利革新），成本都会大大降低，相应的药价也会大幅度减低。

药物是我们进行治疗的基石，未来我们要走出怎样的药物资助研发的思路，怎样让普通人真正用得起药，用上好药、放心药，可能是我们这一代人要持续努力的事情。在任何国家，和医疗、医学相关的行业都必须要有极高的社会荣誉感和职业道德。而我个人作为医生，并不在制药的第一线，作为医生能做的，一方面是进行优质的临床试验来证实我国创新药物的真正临床效能，另一方面，就是严格掌握好开药的适应证，让医保的钱都能用在刀刃上。

第八节　补液：只适合少数情况少数人

　　做住院医生的时候，我对配输液充满了好奇。恰好有一次我给一位 200 斤的病人开了 100 克浓度为 50% 的葡萄糖，护士过来吼我："这么多高糖，你自己配啊！"这可真是正中下怀。我像做饭一样把各种佐料打进一个袋子里，看着液体随着维生素 C 的注入被调和成淡黄色。最后我拿出一袋 50% 的糖，第一次感受到这浓度超高的糖有如蜂蜜一般黏稠，我拿着针筒抽吸，居然吭哧了几个回合才抽完，又便秘一般嗯嗯啊啊地才成功推入袋子，手上轧出了个红印子。我对身旁 90 斤都不到的小护士说："我终于理解你们有多辛苦了。"她边配输液边转过头皱眉看我，我眼睁睁看着她用一只手把一瓶高糖轻松抽完。她问："你说什么？"我说："没事。"

从很小的时候开始，你的记忆里也许就有坐在门诊的输液室里面吊水的情形，昏黄的灯光下，刺鼻的消毒水味，碎花斑石纹路的地板，一个玻璃瓶子吊在架子上，你坐在凳子上数着滴答的输液滴睡去，然后被爸妈叫醒，提醒你输液输完了，该回家吃饭了。

唠叨鬼作家巴普蒂斯特·博利厄在《急诊科的一千零一夜》里对化疗药的输液有个很美丽的描述："输液袋高高挂着，塑料蛇传送毒液，蛇神绕来绕去要咬上自己的尾巴，最后朝她左臂的紫色静脉而去。"为什么我们生了病要输液呢？输液到底输的都是什么呢？

01. "输液好得快"纯属伪命题

静脉输液是一种使药物迅速入血，并且快速使药物达到有效血药浓度的一种方式。如抗生素达到有效血药浓度就可以持续地杀灭肺组织当中的细菌，从而起到抗感染的作用。但如果把一支抗生素用肌注、皮下注射或者静脉注射的方式推进去，局部的血药浓度会过大，这会引起其他的并发症。静脉注射和静脉输液的区别，大概等同于一壶白酒一口闷和推杯换盏慢慢品的差别。

输液的场合是非常多的，这已经成为治疗的一种标配。以前的时候是用一个针扎进去贴上，打完输液之后就拔掉。现在通常是打一个套管进去，也就是用针引导一个套管进入静脉，可以使用2—3天，病人也省得疼三次，护士也省得扎三次，碰到不熟练的护士或者难缠的血管条件，可能还不止三次。

什么时候需要输液呢？不能吃喝的病人需要输液，比如胃肠道手术后，不能经过消化道进食，只能通过输液的方式维持生命；一

95

些特殊的不能口服的药物，如产科使用的硫酸镁，需要输液；紧急治疗更需要输液，因为它对治疗时限性的要求更高，需要药物及时起效，例如严重的低钾、复苏和抢救等。如病人刚发生心跳骤停，正在心肺复苏时，如果肾上腺素在几分钟之内通过输液已经建立好的通道进行静脉注射，可以大大增加抢救的成功率。

看上去，输液似乎像是个万金油。而且大多数病人还特别喜欢输液。这还真不是开玩笑，曾经有一款抗生素，有口服和输液两款剂型，效果是相当的，但选择输液的远多于口服。国内病人心理上对输液的重视自 20 年前开始流行，2013 年，大输液产量达到 134 亿袋／瓶，人均消耗量接近 8 袋／瓶，远超国际人均的 2.5—3.3 袋／瓶，过度输液现象十分显著。输液滥用主要集中于基础输液和抗生素输液，自 2014 年起，安徽、江苏和广东等地陆续对医院门诊进行限制，一方面为了控制输液的医疗费用，另一方面防止抗生素滥用，以及减少过度输液造成的不良反应，输液行业发展进入平台期。2021年中国大输液行业消费量达到 108 亿袋／瓶左右，2023 年大输液行业消费量将保持 5% 左右的增速。[1] 事实上，无论是输液还是口服，最终都是获得有效血药浓度，只要血药浓度达标，两种方法就是殊途同归的。

输液还有我们想象不到的副作用。人体的肠道是一个保护性屏障，它会对口服的药物进行选择性地吸收，例如你一口气喝了很多水，肠道就会自动减缓吸收，使血容量不会一下子增加很快。但是如果你的输液速度很快，输液量很大，就有可能让人体的血容量瞬

---

① https://www.chinairn.com/scfx/20220215/084441510.shtml.

间井喷，加重心脏的负担，有时候甚至造成心肌缺血或者心功能衰竭。

除此之外，即便你吃多了氯化钾药片，肠道也不会照单全收，它会选择性地忽略。但若采用静脉补钾，如果超量就存在致死性风险了。毕竟，氯化钾的快速静脉注射会导致人体心脏停跳，这可是用来执行死刑的手段。所以静脉补液对氯化钾的浓度是有严格要求的，通常来说，一袋500毫升的补液当中，我们只加一支1.5克的氯化钾，就是只有0.3%这个浓度进行外周静脉补钾是相对安全的。另外，只有在病人严重低钾的时候，才会考虑通过静脉联合口服一起补钾。

总之，奉劝家人们，能不输液就不输液。

02. 你是你吃出来的

病人真的特别喜欢让医生给他输营养液，即使能吃能喝，他们也想"补充一下营养"。但事实上，大多数能吃能喝的病人都不需要输营养液。在营养学中有个金句，叫做"if the gut works, use it"，意思就是只要肠道能工作，就用它，能吃，就别补液。一方面，是因为上面提到的输液产生的不良反应，另一方面，输液当中的成分即使再接近食物，它也无法替代食物。一个不能吃饭的病人被我用输液精心"喂养"了一个月后，皮肤皱巴，眼睛无神，嘴唇皲裂，毛发稀疏，当能吃饭之后，只吃了一天饭就神采奕奕。食物，真的是一个不能用输液替代的存在。

我相信，如果不让你亲自上手配置一次营养液，你是不会理解

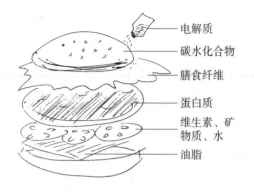

电解质
碳水化合物
膳食纤维
蛋白质
维生素、矿物质、水
油脂

营养液究竟输的都是什么，也不会再盲目推崇营养液的价值。

以我为例，男，32 岁，65 公斤体重。首先计算一下维持我一天生命活动所需要的热量，如按照 20—25 大卡每公斤体重算，我需要大概 1500 大卡[①]。

然后我们就开始配餐，一定先配主食，也就是碳水化合物（面包），一般会选择葡萄糖 200 克，每克糖提供 4 大卡热量，就是 800 大卡。然后再配点脂肪乳（沙拉酱），每克脂肪乳可以提供 9 大卡，一瓶 80 克就可以提供 720 大卡，你看，碳水化合物和脂肪提供的能量加起来就差不多 1500 大卡了。之所以用葡萄糖和脂肪来保证能量充足，是因为我们要尽量让蛋白质都被吸收去合成组织和免疫球蛋白，而不要被当作燃料烧掉。对于我这种体重配 70 克脂肪乳就可以了。

要素齐全了，下面开始计算补液量。200 克葡萄糖可以用 10% 的糖 1500 毫升（150 克）和 50% 的糖 100 毫升（50 克）调整成 1600 毫升，脂肪 500 毫升，蛋白质 700 毫升，加在一起就是 2800 毫升。

主食配完了，就要加一些电解质（佐料），比如钾、钠、镁、锌，还有一些微量元素（蔬菜），维生素（西红柿），最终可能大概 3000 毫升的液体。

---

① 1 千卡（大卡）=4.2 千焦（kJ），千焦（kJ）是食物包装上面热量表的通用单位。

你看，配输液是不是又像做饭，又像做数学题？但是这种食物你一看就明白了，它必定是没有灵魂的，长此以往，即便能量、蛋白质和电解质都没有异常，每个人的精神状态都比较萎靡。所以能吃饭的话，就不需要为了补而补。

Tips：冷知识

有些好奇的朋友可能对输液的一些细节很感兴趣，所以在这里也和你简单分享一下。

你有没有注意过，输液的时候护士都会先往地上滋一点再往你身体里输？这个动作叫做排气。一个干净的输液管道里面是空心的，所以含有空气，如果大量的空气直接输入进体内，可能会堵在粗大的肺血管当中，造成肺动脉栓塞，引起病人呼吸衰竭。但是一般情况下，这一段输液管道的气体不太多，引起风险的概率相对较小。

有的人在输液快结束的时候会陷入"电量不足焦虑"，一方面担心输液停早了浪费液体，一方面担心都输完了会不会让空气流进去。这大可放心，静脉也有一定的压力，输液如果流完了，气体是进不去的，大概率会发生回血，也就是血液会回流到输液管当中一部分，很多病人非常紧张，感觉会有生命危险。但这是没关系的，因为输液管道的口径非常细，你看到的几厘米回血，可能也就只有不到 1 毫升血液，而且流出一小段之后就会压力平衡，不再继续流出了。如果输液快结束了，可以将输液器上的旋钮拧紧，输液就不会再走，然后叫下护士拔输液就好。

另外，输液管子上有个小滴壶，里面能看到液体滴答滴答的，是干什么的？

这个滴壶临床上简称为小壶。小壶有几个作用，一是监控速度，在过去没有电子输液泵的年代，没有办法严格地监控病人的滴注速度，所以都是用每分钟多少滴来大致判断，假设 1 分钟 60 滴，就是 3 毫升，1 小时就是 180 毫升，就属于比较快的速度了，老年人一般每分钟40滴会相对安全一些。现在我们有了电子输液泵，可以用于需要严格控制输液速度的人，此外，微量输液泵可以用来输注一些用量非常小但是效果非常强的药物，比如多巴胺。即使有这些设备，小壶仍然可以用于输液速度的粗略估计。

第二，一部分药物可以从滴壶给药，这个作用近似于静脉推注。当然，也不是什么药都能往里加，也要考虑准备加入的药和输液本身是否存在配伍禁忌，免得在小壶中发生沉淀。这种入壶给药的方法非常简单，在病房里病人的用药比较多的时候，就不需要护士在床旁慢慢地一个个静脉注射了。

第九节 手术：主观性极强的技术活

刚开始选择做外科时，我总会幻想自己有一天站在主刀的位置上，眼睛锁死皮肤上划线的切口，伸手喊"刀"，器械护士就稳稳把刀递到我手中，我笑着对助手和麻醉医生说："我们开始。"然而，这样装逼的仪式最终也没有实现。那天我站在助手位上，主任看了眼片子，说了声："你去对面。"我说："啊？您来吧。"主任说："你废什么话。"我像个得逞的孩子一样跑到对面，自己从台子上拿起刀，划开皮，电刀切割，一气呵成进入胸腔。我抬头看主任，主任说："继续啊。"说着他帮我扶起了镜子，我游离了静脉，问："差不多了吧？"他说继续。我又游离了动脉和气管，问："差不多了吧？"他说你再烦我可就真过去了，我说那倒也不必，就是客气一下。就这样，我完成了人生中第一次主刀的手术。后来我才明白，我是什么水平，在主任的眼里一清二楚，总有些人，比你自己还相信你可以。

外科，是采用手术的方式治疗疾病的科室。因此外科与内科的分别，有点像是理科与文科，又像是武将和文将，虽都不十分确切，但在外科的世界里，通常还是崇武的。俗话说，文无第一，武无第二，一个外科科室的主任，通常来说，是这个科室手术能力最强的，至少是之一，这样才更能服众。

两个完全不认识的陌生人，一个人敢将自己的身体完全暴露给另一个人，任对方对自己的身体进行任何的破坏或重建，这需要怎样的信任和勇气，而这份信任，又应当用怎样的技术和爱护来回馈。然而，近期种种舆论事件又将外科推到了风口浪尖上[1]，但在种种声讨沉寂之后，我们是否需要冷静地探讨，在外科这个风险极高、专业度极强的特殊领域内，医生和病人的关系，以及给你一些建议，来安置面对未知的那份不安和焦虑？

01. 结果：救活、没救活和误杀

尽管我们在前面探讨了适应证的来源和使用场景，在外科当中，仍然无法一概而论，这正是外科手术的特殊性。面对同一个病人，两位医生居然可以给出截然不同的两个答案，一个建议保守，一个却建议开刀，对于病人来说，很难理解并相信两个答案都是正确的。即使认为两个答案可能都不差，也难以抉择：一个要面临不开刀耽误疾病的后果，而另一个却要让自己实打实挨上一刀。

其实在 19 世纪，外科医生的地位远没有现在这么高。落后的麻醉技术，由于无菌术未普及造成的超高死亡率，都使得外科成为

---

① 指 2022 年 9 月，湖南湘雅二院某医生因严重违规被调查。

了一项不受人尊重的工作。只有理发师转行成为外科医生的情形，也使得外科医生地位非常低。你对此也许难以理解，就好像19世纪的英美无法理解外科医生居然能在今天成为医生行业金字塔的顶端存在。19世纪的外科截肢都能有200%的死亡率——台上的病人，以及无意中被主刀医生伤害死于感染的助手。但今天的外科和妇产科的手术医生，可以进行心脏、肺的移植，能够通过3D打印重建人的骨骼，能够分离连体婴儿，能够穿过胃进行胆囊切除而不在身体上留下任何切口。

因此，当外科医生和你说，这个病需要手术的时候，除了找到第二个可靠的医生，你无法通过任何网络或资料来证明其真实性。我自己也经常收到类似的医疗咨询，绝大多数都并不是来找我手术，而只是想通过我的答案，确认他的主治医师所说的手术，是否正确合理。

对于明确的手术适应证，例如急性阑尾炎，大多数人都能理解并接受手术，例如慢性的扁桃体炎，多数人也可以根据适应证的描述，以及自己的症状严重程度，选择一定程度的忍耐。但模棱两可的时候，靠的就不是严格字面上的适应证，而是医生的一种直觉。

曾经一个病人，因为肺曲菌球感染，被各家医院的外科推来推去，眼见每天咳血的量日益增加，家属也心灰意冷。我抱着试试的心态问了下主任："能做么？会不会给科里添麻烦？"主任看过片子说："来！"当一个小男孩在浙江被放弃抢救，他一个电话打过去说："来！"当一个小孩子经过了两次手术依然复发，谁都担心第三次砸在自己手里，但手术明显还是有机会治愈的，他说："来！"

很多时候，外科是需要冒险的，外科医师的担当，是一个宝贵的品质。

我有一种偏见，一个优秀的外科医生，或多或少有那么点偏执和自大。在《打开一颗心》当中，韦斯塔比是一名才华横溢的心外科领军人，但他同时也是个骄傲的自大狂，而他也毫不掩饰这一点，这个特质贯穿了他的职业生涯甚至是人生。一个病人因为手术后无能为力的并发症去世了，韦斯塔比也尽了自己的全力，有时甚至觉得如果团队的配合上再好一点，病人就可能多一点机会。但他仍会说："该死，又要去做点好事了！"

一名卓越的外科医生总是像《徒手攀岩》中全球闻名的攀岩者亚历克斯·霍诺德一样，对于挑战有着狂热的追求。你总认为外科医生平时会特别注重保护自己的纤纤玉手，然而多数外科医生的爱好却是滑雪、自由搏击这些运动。对肾上腺素的飙升的追求，大概是外科医生难以轻易戒掉的，这也是为什么许多退休的外科医生仍然无法放弃手术刀的原因。外科是少有的因为自己的失误会让人受到伤害的职业，所以一名平凡的外科医生会认为，我不行，那我不做这一行就是了；而一名卓越的外科医生会想，我这次不行，但我下一次一定可以。

如果说内科医生大多数时候的工作结果是救活了和没救活，那么不夸张地说，尽管拥有最好的技术、最善意的初心，外科医生的工作也包括救活、没救活和杀死一个人。

外科医生有没有可能像舆论批判的那样，存在过度治疗？这当然可能，但这个世界上，仍然有很多外科医生，明明知道风险很高，也曾经吃过风险的亏，却还是愿意在你有一线希望的时候和你去闯上一把。

我甚至无法给你一个清晰的答案，究竟怎样的外科医生值得信任，究竟怎样的情况需要手术，毕竟各个专业差别过大，不会有一个统一的标准答案，但我确信绝大多数的医生本性是善良的。作为一名未来可能成为病人的普通人，我最希望的其实是外科医生在认为病人有机会手术，但是自己技术还没有达到的时候，可以诚恳地和病人讲一句："这个手术我不行，但是我知道谁可以，你去找他。"而不是因为自己不敢担当，又担心被人瞧不起，就建议病人保守治疗。

承认自己不行，我认为对医生来说更重要。

02. 一个好汉三个帮

外科医生很多，我有事情找哪个医生？我的管床医生就是我的主刀医生么？我的手术到底算大手术还是小手术？

为了解答以上这些常见的问题，我需要先和你普及一下医生的级别、团队的组成，以及医生的成长经历。

住院医师，可以理解为住在医院的医生，通常是你的管床医生。这个群体要负责的最重要的事情就是管理病人，包括病历书写、治疗实施、出入院安排、饮食排便等都需要住院医师来安排。

总住院医师，顾名思义，就是总住在医院的医生，通常在住院医师的第三年后开始担任这个职务。他要负责的是全院的会诊、病房收入院和出院的安排，比如什么时候收你入院，你被收到哪个治疗组，排在第几台手术，都是需要他去协调的，所以总住院医师与其说是个职称，不如说是个职位，非常考验和锻炼个人能力。

住院医师和总住院医师可以独立进行 1 级手术，例如皮下肿物切除等，风险和难度都低一些。

总住院医师培养一段时间之后，通常就能够独当一面了。通过了专科主治医师的考试后，就可以顺理成章晋升为主治医师。主治医师一般会管理一个治疗组的诊疗，作为一个小组长管理大大小小的事物。主治医师可以独立进行 1、2 级手术（有的医院和专业可放宽至 3 级手术），例如小的肺部手术、阑尾炎、胆囊结石、肾脏结石等。

主治医师经过了几年之后，有了足够的经验，就可以升级为副主任医师，这时就和国际上的"主诊医师"接轨了，叫作 attending。从临床业务上，主任和副主任医师的权限是一致的（国际上没有主任医师），都可以带领一个治疗组，独立收治病人，独立开展 3、4 级手术。

通常，一个治疗小组由一名副主任以上医生、一名主治、一到两名住院医师组成。不同的医生负责不同的事情，例如主诊医师收进来一个病人，由住院医师进行病史采集和检查化验的实施，然后由主治医师统筹之后安排治疗方案，副主任医师定期查房确定方案正确或者进行相应的调整，不同级别的医生各司其职，这就是一个治疗小组基本的工作流程。在手术上，通常也是由住院医师配合主治医师完成基本的开皮缝皮等工作，由主诊医师确保质量并且完成关键的操作。主诊医师是否放权给下面的医生，一般也是基于"胜任力导向"的原则。

所以你总感觉每天围着你的外科医生好像很多，根本不知道有问题该找谁。但对于一个成熟专业的治疗组，理论上你找到任何一位医生都可以，他会根据你的问题选择是独立解决、交给下面人解决或者向上汇报解决。采用发量判断医生的级别虽然有效，但也会不准。曾经我们组查房，一位病人对着一位住院医师喊主任，后来发现叫错了很不好意思："欸，看岔了，那你们主任看着也太年轻了，也就刚50出头吧？"38岁的主任和27岁的住院医师纷纷遭遇了打击。

Tips：冷知识

医生手术时给你蒙块布，是怕你学会么？

曾经有位孕妇生孩子，用的是腰麻剖宫产，产科医生正在消毒铺巾，用绿色的布把整个手术视野围起来，只剩下她的脑袋，社牛的她睁着大眼睛好奇地打量四周，和麻醉医生攀谈。

"你们把我围这么严实干吗呀，是怕我学会了么？"

我们都知道，手术需要无菌对不对，那什么是无菌？也就是一个细菌都没有。我当时刚刚学习的时候还在想：这怎么可能，空气里不全都是细菌么？

直到我学习了正确的刷手法后，用大拇指在培养皿当中按了一个指印，在经过培养五天之后检验科告诉我，放心吧，一个细菌都没有！而没有刷手的对照组长出了密密麻麻的细菌团。因此，体会过一次无菌术，就会真正地认可它。对洁净要求越高的手术，越是需要高级别的层流手术室，例如关节置换、心脏手术等，同时对于参观的人数要求也更加严格。

在手术当中，无法实时看到细菌，我们怎么能保证手术是完全无菌的呢？

手术室的空气是层流的，所以空气中的细菌很难飘进手术切口中；医生和护士也都戴着口罩和帽子，因此头屑和唾液中的细菌也很难掉进去；那么唯一的细菌传播方式就只剩下了——接触。只要不接触，无菌的就一直是无菌的（在一定的手术时间内，是能够保证的）。

在完整消毒之后，用治疗巾把手术的区域围起来，手术医生可以获得一个相当大的无菌区域，基本上病人的全身都有绿布的覆盖，医生甚至可以轻轻靠在病人身上，手搭在病人腿上，哪怕有些器械（例如钳子、剪刀等）都能短时间放在病人的身上，便于使用。

总之，这是保证无菌区域的最妥当的方法，让医护人员都心中有数，保证每个人在操作的过程中都是无菌的状态。至于为什么是绿布，而不是白布，这是因为手术视野中的组织和血液都是近似红色的，人眼看久了之后，会出现视觉后像，也就是看白色布单的时候会出现一块绿色斑影，因此手术单通常是绿色或者蓝色。

所以说，自然不是怕病人偷师学艺。

医生切下来的组织，会直接扔进垃圾桶吗？

不会。首先会被主刀医生拿去给家属展示，你看我们切下来的东西长什么样子。有的家属看到这些血肉模糊的东西会晕过去，所以医生有时会通过照片的形式来向家属展示。这个有仪式感的步骤目的就是要完成医患沟通，告诉病人家属，手术是否成功，医生切的东西和术前判断的是否一致，手术中有没有特殊情况发生。

之后会将标本泡在福尔马林液中，短时间内就不会腐烂，然后运送到病理科。病理科的医生会把标本像书页一样切开，制作成切片，然后放在显微镜下进行诊断，比如是不是癌，有没有转移，有没有切干净，等等。剩下的组织还会在病理科再保存一段时间，确认不需要后再进行医疗废物处理。

做手术前，把身上的东西都取下

这倒不是因为什么奇怪的讲究，而是当代手术多数会使用电外科器械，例如电刀、双极电凝等，这就需要在身体上贴一块负极片，电流从平台流出，从电刀的尖段和组织发生切割或者凝血作用之后，从负极回到平台。如果身体上有金属物件，就有可能在金属物件与皮肤接触的地方形成新的回路，发生烧伤。手术室护士长说过一个夸张的版本，一个年轻男病人因为背上纹身的材料里含有金属汞，手术之后，龙糊了，青龙变黑龙。

另外，假牙也尽量摘掉，松动的牙也要告知麻醉医生，免得插管的时候因为触碰导致假牙脱落造成风险。身上佩戴的手镯和戒指也要摘去，免得因为体位的调整，局部压迫导致末端缺血坏死。手术本身已经存在风险了，作为病人，咱们就别给医生们添新的麻烦了。

第十节 沟通：peace&love（和平与爱）

上学的时候，我因为胸口疼去过一次北大医学部的附属医院，因为我怀疑是心脏病，挂了个心内科的号。一个有点搞笑气质的年轻男医生看了眼我的胸片和心电图说："你不疼。"我愣住了，我说我真的疼，他又看了看报告说："你不应该疼。"我是如此震惊：我疼，但医生说我不疼，而且是不应该疼，但我却居然真的拿不出证据来证明"我疼"。我只好掏出随身带的学生卡放在桌上，意思是，看，北大，临床医学，咱一家人就别说两家话了吧。他扫了一眼，和我说："我是说啊，你这个疼八成没什么事，你信我，八成是什么肋软骨炎一类的，休息休息两三周后就好了。"我问："真的？"他说如果不好他跟我姓。我头次看到这样有担当的医生，仔细看了一眼他的胸卡想记住他的名字……大哥你不也姓王么？

沟通，指的就是医生在讲述病情分析之后，倾听病人和家属的想法，然后由病人和家属，或者更重要的是，医生和家属一起来做决定的过程。沟通不是问诊，除了医生的意见之外，病人和家属的意见也很重要，如果说问诊是医生单方面发球，沟通就是医患两个人一起打好"和平球"。

那么，怎么和医生沟通才最有效率，最能解决问题？我们也需要先大致了解医生是如何与病人进行沟通的。

01. 80% 时间花在建立信任

医生和病人之间，往往是需要"相互"对话的。

曾经有一位病人手术后复发转移，但因为是老病人，很熟悉了，因此又收回外科病房。我感觉他的情况不太好了，就把家属找来，希望和他们沟通下病情。那么对我来说，需要做的是什么？

首先，我需要做到对病人目前的情况非常了解，病人的病情已经到了哪个阶段，是不是真的没机会了，我都需要确定。这是一次需要慎重对待的谈话，如果搞错了情况，病人方就会感觉，是不是法官宣判死刑的时候拿错本子了，不但尴尬，而且还很可怕。

我讲述完现状之后，需要留给病人和家属表达想法的时间。不同的人家是不一样的，有的家属希望病人再扛一段时间，有的家庭则会考虑尽快停止治疗，甚至回家。

你会发现，家属的一切想法都取决于医生所给出的信息，以及描述病情时的倾向性。就这样，我们也许会很快达成共识。这种共识的前提是信任，而信任是需要医生的专业和病人的态度共同完成的。

例如在门诊，尽管只有 10 分钟的时间，8 分钟都在建立信任。这 8 分钟内，病人要判断这个医生是否专业，医生判断这个病人是否可以沟通，最后的 2 分钟可能才是给出结论，完成诊疗的步骤。其实很多时候，一个专业的医生看一个毛病，花不了多久，像皮肤科医生看一眼你的皮疹就能看出毛病，看不出来的可能 10 分钟也看不明白了。但如果只是看一眼就给出结论，你自然不信服，于是就需要医生对病情做细致分析，让你理解，你才相信这个医生很懂。所以忽略用于构建信任的沟通环节，开门见山直奔结果的医疗，经常是效果不好的。这正如本书的逻辑，如果不理解基本的医学知识，后面我谈对疾病和医疗的理解，你就会觉得只停留在理论，无法令人信服。

好的态度，对双方都有利，但任何一方如果表现出糟糕的态度都有可能让沟通举步维艰。

一次，师弟向我吐槽，说他明明和病人在门诊聊了半个多小时，病人也得到了满意的答案，还感谢他解决了问题，但是后面又找回来说要退号，原因是没有开药，让他行行好帮帮忙，老人家一个人不容易，让把号给退了。他当时就火大了，和对方吵了起来，说医生学这么久的知识还不值 10 块钱么？两个人争执了近 1 个小时，门诊办公室的主任过来了，让病人退号走了。

这个例子如果发到互联网上，一定会再次引起两方隔空交火。一定会有一方认为院领导不该息事宁人，助纣为虐，也会有一方认为医生何必如此强势。我无意用这个例子来评判门诊的价值、医生时间的价值，也当然不鼓励病人这种行为。在医患沟通的过程当中，医生在大众的眼中还是处于强势的一方，因此大部分时候医生都很难获得共情。但在发生僵局的关键时候，医生又可能是需要先退一步和忍一步的那个人，这样做，对于改善医患关系，提高治疗效率的帮助更大。这也是为什么我坚定地认为不管市场经济如何看待医生的劳动价值，医生都应当是令人尊敬的职业，享受高报酬的职业。医生在成就感和经济上都有丰厚收获时，就更容易提供给病人除看病之外的情绪价值。

02. 好医生让问题软着陆

如果碰到有纠纷倾向或者有相关诉求的病人，一个好的医生会更加注重沟通的方法。有时候未必需要自己亲历就能判断一位医生好不好，通过他人的描述和自己的观察也可以，例如有的病人看到门诊发生冲突时医生的处理优雅而得体，便认定这位医生可以作为自己的主诊医生。

第一点，注意环境。舒适的环境虽然不一定能够使人放松，但是糟心的环境一定使人暴躁。如果医生正在沟通，但是这个时候护士或其他病人一直过来打断，病人可能就会觉得烦躁。所以，医生最好能制止他人的打断，充分表达对这次谈话的重视，选择一个相对安静的空间进行对话。

如果医生能让你感觉到他的专注和诚意，如果我是病人，我起码会觉得对方的态度是可以接受的。医生一般会选择以 90° 的方式和病人坐着沟通，而不是面对面坐。因为面对面说话容易造成对峙或者是谈判的感受。侧身，是两个人沟通最舒适的位置。

第二点，选择合适的沟通对象。

医生在一开始会判断是否应该和你沟通，这不是一种质疑，而是为了提高沟通的有效性。所以在最开始，医生一般会确认几件事情：

第一，病人要听么？要不要让病人回去休息，能不能当着病人的面讲病情？

第二，你能为病人做主吗？如果不能或者担心日后家人说三道四，最好把能做主的人一起叫来听。这并非医生质疑你，而是要保护你。有时，病人家属之所以情绪很大，是因为他自己做了全部的医疗决策，但没有获得好的医疗结果。而为了逃避被家人责难，就有可能增加对医生的敌意，甚至夸大医生的责任。所以说，前期好的沟通，让大家一起听听"丑话"，是对之后所有人的保护。

第三，好的医生会充分地倾听。北京肿瘤医院临床医生基本功比赛的时候，有一个环节就是沟通交流，一个老师扮演有情绪、有意见的病人过来质疑，比如"吃药以后非但没有好，反而起疹子了，让你给我解释一下"，又或者"检查做了很多，但是你还是不知道我是什么病，我想要一个解释"。这时候，一个最核心的得分点就是——你要让他说，充分地说，不要打断。只要这位医生能够做到这一点，再加上一些适当的引导，基本上就合格了。

这一点和日常的问诊不同。问诊本身会有一定的引导性，医生需要引导病人进行回答，但是就医疗纠纷协商、谈判的时候，你需要让病人和家属先把情绪发泄出来。这就像两口子吵架，通常并不都是就事论事，而是把陈年旧事拿出来讲，讲的不是道理，而是情绪。例如护士一次抽血没有成功，病人往往不会觉得有什么，还会安慰护士，但是在医疗结果不满意的时候，病人会觉得这家医院连护士的专业性都值得质疑。所以在一开始，医生需要让病人把不满发泄完，再进行解释。有一位老师还曾经很风趣地说："你放心，只要没有受过专业训练，他讲不过3分钟。"

另外，敢认错的医生，更需要我们包容和理解。一位授课的临床医生提醒学生，医生不要轻易认错，认错之后就丧失了作为医生的权威性。现实中，我们也很少会听到医生认错。但是当下年轻的医生，面对年轻化的病人群体时，其实沟通方式比之前直接、坦诚。如果真的是我流程上疏忽了，我也确实会和病人直接道歉，我个人的感觉是，如果不涉及医疗的关键决策的错误，病人也都不会过于介意，而涉及医疗关键决策的错误又很难发生，原因就在于医疗流程中的"三查七对"。所以，假如你的医生沟通及时，即使有错和你道歉，我认为这也是应该接受的。

第四，他懂得寻求上级医师的帮助。很多时候，住院医师解决不了的问题，主治医师能够解决，主治医师不能解决的，主任级别的医生能够解决。这并不是因为主任的沟通技巧就一定比住院医师高，毕竟专业技能的提升和沟通水平的提升是两条轨道。但病人找医生往往不是要理论和谈判，或者想要医生认错，多数情况，病人只是想解决问题，因此，上级医师可以在更高的层面上给予一些帮助。例如，有一次病人要求调到靠窗的位置，年轻医生和病人发生争吵，上级医师到场了解事情的原委后，跟病人解释调不过去的原因，如果有明确需要调整的理由，也可以看看自己组里哪个病人近期会出院，协商大概什么时候可以调整。

上面说的这些，更多也是一种相对理想的状况，现实中每个独立的事件都要具体分析。但你在就诊的时候，也可以慢慢体会医生做事的思考方式和角度，判断到底这位医生是不是能够帮助我解决问题，如果不能，我应该如何调整我和他之间的关系，才能让治疗的过程更顺利。

03. 聪明病人懂双赢

在这里我首先要表明一个朴素的想法，千万不要因为和医生没有沟通好，或者没有解决好问题，就把一切归结于自己没有做好。因为你当然可能会碰到性格耿直、欠缺沟通经验的医生，注意，我们这里不是讲问诊，而是当你有一些事情或者诉求，想去和医生商量，问问医生能不能同意。

第一，尊重医生的时间

医生会找一个让病人觉得舒服的场合进行沟通，作为病人方，建议你可以找一个让医生也相对舒服的时间和场合。

有一次我们三四个同事正在医生休息室里吃饭，进来一位病人家属，直接坐下来，然后开始和主治医师聊。聊了 10 分钟，我们饭都吃完了，那位医生还没吃完，因为一直在说话。我就提了个建议，说要么你等医生吃完饭再去找你。她像没有听到一样，继续说，而且说的是医生和她说过很多遍的事情。等她终于走了，这位同事告诉我，这是个很难缠的家属，每天搞得他都很崩溃。

第二，尊重医生的专业知识

医生最大的作用是给出自己的专业建议，而不是基于情感或人情世故。比如该不该出院是根据病人恢复的情况来定，但是不少家属会考虑"今天车限行不方便""如果今天出院还要多住一晚旅馆"这些现实的考量，当然，这都可以和医生商量，但你要知道医疗资源是有限的，不是一定能如愿的。

另外，不要做一知半解的病人。我在病房值班的时候，有过一位病人家属过来找我，说一天都没有引流了，一定是引流管堵了，让我们立刻通引流管。我说今天是手术后的第四天，没有引流也是很正常的，明天查房后大概可以拔掉。她说她也是学医的，网上查了一下，网上说这种情况一定是堵了，要立刻通，不然血水流不出来就感染了。后来了解到，她的确是学医的，但，是学兽医的。

第三，别害怕表达诉求，但要注意优先级

我们首先需要确认一个前提，那就是在现有的、有限的医疗资源下，医生和你沟通的时间不是无限的，耐心也不是无限的，因为他要分配给很多人，通常也不是平均分配，而是根据病人的真实需要分配。假设一位发生并发症的病人一天要占用掉医生一半的时间，那其他八九位病人就只能分配剩余的一半。我们要在这样的前提下，最大限度地解决问题。

你可能会有很多诉求，例如不想去重症监护室，不想住八人间，又希望住在靠窗的位置，手术要安排在第一台，出院最好等你下班之后再办，病人手术后最好能多住几天。你看，在临床实践当中充满了医患之间的"谈判"。但我个人建议，你要把最希望医生帮你解决的问题放在第一位去说。哪个是你最在意的点，可以优先向医生提出。

例如我很喜欢有些病人的坦诚，他会告诉我："医生，我们家条件一般，如果能用医保报销范围内的，尽量用医保报销的，谢谢您。"这样的话，我敢保证对于大多数医生来说会有一定的作用。医生会在未来选择药物、器械、耗材的时候，尽可能帮你省钱。

总之，不要担心自己的诉求是无理的，但如果你连着跟医生提了十几个非医疗的诉求，换位思考，医生也可能会觉得有点难办。

第十一节 科研：薛定谔的猫

　　我开始尝试写科研文章，学习统计分析的时候，也曾怀揣着一颗"科研拯救世界"的心按下计算按钮，赫然发现我所检测的一个指标 X，对于"脉管癌栓"的相关性 p 值是 0.017。我马上问旁边的师兄："这个值小于 0.05，是不是有意义啊？"他说是的。我说："既然 X 表达高的脉管癌栓更多，我们又知道脉管癌栓多的生存率就低，那是不是就说明 X 表达高的，生存率低呀！"大发现啊！师兄冷漠地问我："你说，青蛙是人类的好朋友么？"我说："是啊。"他又问我："那你说，人类是猫头鹰的好朋友吗？"我说："也是啊。怎么？"他笑笑问我："那青蛙是猫头鹰的好朋友么？"

　　在就诊的过程中，越来越多的病人和医生辩论医学知识，有的病人甚至下载了最新的文献和医生探讨治疗方案。这种情况也毋庸置疑地遭到了舆论的抨击——病人没有学过医学，在非医疗领域表达看法和意愿就可以了，为什么非要在医学专业的领域质疑专业医生的决定？

有一次，一位医生刚给病人推荐了一个相对标准的治疗方式，病人家属居然打印好了一本指南来门诊探讨。一开始医生还是居高临下的态度，认为是家属不懂专业，认为家属描述的新方案只有论文，但还没有上升至指南推荐。但当医生惊讶地看到，家属所打印的最新指南中刚刚更新了这个治疗方案，而这个指南在前天才刚刚发布。在后续的探讨中，家属表现出了惊人的学习力和谦逊的态度，医生也没有再坚持自己不容置疑的权威。病人出院后家属才表明，自己是清华大学的数学系教授，坚持陪床期间每天看几百篇 SCI 论文，也是担心自己看的东西偏颇狭隘对治疗造成影响，所以才和医生探讨。

但是很可惜，大多数家属并没有上述家属的学习能力和知识专业程度，因此和医生的沟通就很不顺畅。我有时需要小心地措辞才能告诉对方所了解的信息并不可靠，担心这会伤害到对方的自尊心。

01. 知道和懂是两码事

在大众传统的观念中，医学的门槛是极高的，医生的权威是不容置疑的，甚至有些病人会认为，医生哪怕骂我都是为我好。但在科学普及的今天，病人和医生能够接触的互联网都是 3 个 w 开头的。医生并不会接触 4 个 w 开头的网络，因此有访问更高级数据库的权限。对于医生和病人来说，差别不在于获取信息的能力，而更多是整合信息的能力，这就导致病人不能与医生进行专业方面的探讨和辩论似乎是一件符合常识的事情。

然而，在《勾勒姆医生：如何理解医学》一书当中，两位作者也为我们描述了一个有启发的案例。1984 年，艾滋病的研究取得突破性进展，一款名为 AZT 的药物进入临床试验之后，获得了显著的效果。但当时美国食品药品监督管理局规定药物上市前必须经过 Ⅰ－Ⅲ期临床试验，这不仅让安慰剂组的病人表示无奈，更让无法通过正常渠道用药的群体表示不安。于是艾滋病病人群体自发成立了一个名为 ACT UP 的组织，这个组织在日后重新定义了"医患关系"。

这个组织当中的病患群体和权益支持团体中的医生学者最终找到了一个简单而激进的办法，他们在获取了临床试验药物之后，自行设计实验。例如将实验组中的药物和安慰剂组的药物相互平分，这样每个病人都可以接受一半的药物和一半的安慰剂。既然药物被证明是有效的，尽管剂量低一些，也仍然能够让所有人有康复的机会。

这项运动愈演愈烈，直到 1989 年，时任美国国家过敏症与传染病研究所所长的福奇本人（也是新冠疫情之后美国的传染病首席专家）开始与他们对话。"刚开始，那些人对我们统统反感，这种反感也是相互的。科学家们说一切试验必须受到限制，同性恋团体说我们的繁文缛节是杀人不见血的刀。当这些争论平息之后，我们意识到，他们的批评中有很多是完全有根据的。"

到后来，病人团体也参与了艾滋病药物研发的会议并进行发言。在病人群体充分进行学习之后，他们也掌握了更前沿的医学知识，在专业能力上不逊于专业的医生，甚至在很多角度有比医生更为独到的见解。当然也随之而来另一个现象，就是新病人权益活动者（外行专家型）与老病人权益活动者（完全外行型）之间的矛盾越来越激化，这也就是在开始我的描述中，医生通常并不绝对排斥能够掌握医学知识和自主学习的人，但是对一知半解又必须要实施主张的人表示不满。

这个故事完整地告诉我们，病人和家属未必不能参与到专业的诊疗决策中来，至少可以对医生进行必要的提醒，但这一切必须是在严格的专业学习和充分的专业探讨基础上才有机会实现的。

02. 权威也会出错

在 2022 年 7 月 21 日，顶级期刊 *Science* 杂志发布了一篇文章——《学术界污点：阿尔茨海默病发病机制流行理论的奠基性论文，涉嫌捏造》。这篇文章堪称 2022 年医学界最大的地震之一，这意味着在过去 16 年中阿尔茨海默病的研究，全都基于一个不存在的假设，而这个假设明明曾经是本世纪关于阿尔茨海默病的研究中最有突破的之一，这篇文章被引用了 2300 多次，几乎已经成为了行业的共识，甚至被引入医学生的教科书。

文章中的研究者宣称，他们找到了一种此前未知的寡聚体，并将这种新物质命名为 Aβ*56。当他们把 Aβ*56 分离提取，并且注射到幼鼠体内时，幼鼠也出现了阿尔茨海默病的症状。可惜，十几亿美元的投入，全球各国学者十六年的努力，全在 2022 年曝出该研究大量图片存在 PS 造假行为后付诸东流。

这次学术地震并不说明研究全部是错的，但也解释了多年来以这个学术结论为基础的药物研发失败的原因。

在科学中，不只造假会导致学术的垮台，当专业的科学家用最专业的方法来证明自己的执念，有可能带来更大的灾难。鲍林是这个世界上最著名的科学家之一，他曾因化学键本质的基础研究获得1954年的诺贝尔化学奖，又因投身反战运动获得1962年的诺贝尔和平奖，然而鲍林的晚年却遭遇滑铁卢，这一切都是因为他对于维生素C的狂热。当时尼克松总统发起的著名的"与癌症作斗争"的运动方兴未艾，包括鲍林在内的各路学者都提出了可能攻克癌症的神奇疗法。可怕的不是鲍林提出维生素C治疗癌症的可能性，而是鲍林坚持维生素C治疗癌症的临床试验。鉴于鲍林两次诺奖在手的社会影响力，他不缺乏医学会和医院的支持者，甚至他在进行了一次临床试验获得显著性效果后，要求梅奥诊所的莫特尔进行试验的重复。

可惜的是，第一次研究宣告失败，使两个人的关系也陷入冰点，鲍林认为在试验中，莫特尔不应纳入在大剂量维生素C治疗前先接受化疗的病人。莫特尔无奈又进行了第二次研究，仍然宣告失败，认定维生素C没有任何抗肿瘤作用。然而鲍林仍然不依不饶，认为这次是因为对照组也口服了大量的维生素C，才导致结果没有差异。

其实，鲍林的妻子患癌后，也是口服维生素C 5年后才去世，从这个侧面来看，鲍林的坚持或许与此不无关系，但是这场医学界的闹剧也因1994年鲍林的去世而画上一个句号。

尽管我们当下能够理解维生素C对于提高免疫力、对抗感冒有一定的效果，但大部分人会认为患癌后不采取任何积极治疗，仅凭单纯口服大量的维生素 C 确实过于激进。但在当时的人们看来，既然是如此大牌的诺奖得主坚持的治疗，一定有其科学价值，只是还没有被证实，因此才趋之若鹜。即使今天的我们，如果听到某个医学大家进行某项养生活动，一样会认为它是有效的。但是，权威的学者进行过权威的研究，并不代表他将在任何科学领域的任何科学假设上都永远正确。

03. 证据是有次第的

这就回到我们开始的问题，同样是拿文献去找医生探讨，为什么有些病人就赢得了医生的尊重，而有的就不行。让我们暂且抛开医生的姿态造成的差异对待，病人本身对文献的理解是否存在不同呢？其实，文献与文献中间，也隐隐有一条鄙视链，这条鄙视链的学术称呼叫做"证据级别"。

中文科学数据库

在科学领域，除了一些中国顶级的期刊之外，大多数国内的中文科学期刊证据级别是低的，因其并未接受国际通用的发表标准，缺乏国际审稿机制和监督机制，也没有国际上的引用作为参考，因此在医学科学领域用中文文献搜索引擎所获取的文章，虽然阅读起来很方便，但缺乏较高的可信度，这与社科领域是不同的。这就像你拿一篇公众号的文章去和医生求证，医生自然也会建议你少上网，多读书。当然我们依然要为此保留一种可能性，那就是中文学术期刊的地位未来逐渐上升，但那也仍然需要开放文献库，并且在对国际期刊的汉化基础上才能实现。

回顾性分析论著

假设你想证明一个变量的价值，例如吸烟会不会导致肺癌，怎么做呢？最简单的办法是，你手里拿到一份有1000人信息的资料，挨个询问平时吸不吸烟（你还可以规定每日吸烟多少根以上算作吸烟组，其他的算对照组），之后统计这1000个人的癌症发生率。最终结果显示吸烟组的癌症发生率是3%，不吸烟组的癌症发生率是2.5%，通过统计方法来评价这两个数字的差异有没有统计学意义，如果有，就可以得出"吸烟会导致癌症发生率增加"的结论。

回顾性分析论著是菜鸟选手进入科研领域最早接触的，因为只对过去进行分析和统计就可以得到结论，简单快捷。但是回顾性分析存在的一大问题就是组间差异。吸烟组的人里，是否男性更多？是否更不喜好运动？是否饮食不规律？是否年龄岁数更大？任何一个存在差异的变量都有理由被质疑其对结果产生的影响，而非吸烟本身。例如吸烟的人里男性居多，男性本就比女性肺癌发病率高，所以通过这个研究，你无法得出吸烟导致肺癌发生率增加。

前瞻性随机对照研究

这是业界相对公认的研究方式，假设想验证一个药的效果，那就纳入300个人随机分成两组，一组吃药，另一组吃安慰剂，包括病人和研究人员在内的所有人都不知道病人吃的药是什么（双盲），直到研究结束进行分析的时候，才能清晰看到吃药组和安慰剂组在疗效判断上有没有差异。

这样的随机过程就让两组除了变量之外的组间差异近乎为零，而最终得出一个相对更可靠的答案。每一项前瞻性随机对照研究出结果，都是各大药厂、学术机构欢呼的时刻，认为治疗取得了划时代的突破。

但这依然未必是病人的救命稻草，我举个例子。

在肺癌的化疗领域，每年都有几百项和药物相关的临床试验在开展，我们假设：

A 治疗可以把 X 疾病的治愈率从 50% 提升 10%，到 55%，以此类推，在 A 治疗后，B 治疗也可以把 X 疾病的治愈率从 55% 提升 10%，到 60%，C 治疗也可以把 X 疾病的治愈率从 60% 提升 10%，到 66%……最终这样下去，只要按照研究的方法不停接受治疗，一定会获得近似 100% 的治愈率才对吧。

然而事实却不是这样，我们还原一下上面的例子在真实世界中的样貌：A 治疗可以把 X 疾病的治愈率从 50% 提升 10%，到 55%，在 A 治疗后，B 治疗可以把 X 疾病的治愈率从 50% 提升 10%，到 55%，C 治疗可以把 X 疾病的治愈率从 50% 提升 10%，到 55%。

这是因为每一项临床试验都是独立的，在每一项试验当中，基线水平（对照组的水平）即便再重复前次的研究，数字也未必是 55%，也许仍然是 50%，换了一组人群，就换了一组基线数据，所以尽管科技在进步，肺癌的总体治愈率依然保持相对稳定。也就是说，科技的进步往往并非肉眼可观测的，也许并不如其报道出的结果那样是"振奋的""前景光明的"，有时候甚至是科学统计所产生的虚妄的幻觉。

以论著为导向的科研工作，会更关注单次的结果，而并非整体的目标。研究者会更关注在本次研究当中，两个组是否有充分的差别，而不会关注肺癌整体的治愈率真正上升 10% 这个长期目标。

这并非证明科研是无意义的，科学会通过不断的量变产生螺旋式上升的质变，而并非每一天都在变得更好。所以作为病人，因为看到单篇的文章就认为找到了革命性的救命稻草，是不切实际的。

荟萃分析和综述

这个步骤就是业内的领军人物对现有的研究进行数据上或者结论上的总结。就好比研究《红楼梦》的名家们经过反复讨论后，由业界的知名学者向大家宣布，《红楼梦》是一本好书，可以作为四大名著推荐。综述和单篇文章的差别在于，即便有普通读者发文章说，凭什么认为《红楼梦》是好书，我不同意，但没关系，单个读者的占比小，不代表大多数人，也不能改变权威机构的综合评定。当然举文学的例子不恰当，毕竟一千个人眼里有一千个哈姆雷特，但在科学领域，如果一个证据没有经历反复的重复，是不会被权威机构采纳的。所以，顶级期刊的综述通常不接受投稿，而是会邀约该领域最权威的学者进行撰写。

指南和共识

最终的一步，是指南和共识根据目前文献和综述的发表进行推荐，证据级别分为不同等级，最高级的几乎可以算作铁证，例如对"早期肺癌建议手术"这种公认的常识。最低级别的，例如某些疾病手术后的辅助治疗，虽然有文章发表，但还没有得到充分的验证，但也可以作为推荐使用。每年大量的研究层出不穷，指南也会不定期进行修订，把更新的治疗方式纳入进来，也把证明无效的治疗剔除出去。总体来说，指南和共识是我们当代人进行医疗行为的依据。

在一些指南的网站上，例如 National Comprehensive Cancer

Network（NCCN）的官网上，还有界面和文字比较友好的 patient，即病人阅读的版本，国内也有诸如《中国心血管病指南及共识》《中国肿瘤整合诊治指南》等能够查到原文。但一般来说，国内的指南修订速度要滞后于国际指南，而且在撰写的过程中也考虑了发展中国家的经济现状做了适当的调整。所以指南也未必是放诸四海而皆准的唯一答案，它的制订当然也会受到药厂、政策和社会层面的多方影响。

举个例子，在国际指南当中，PET-CT 被推荐用于一些肿瘤的术前常规筛查项目，我们进行论文投稿的时候，也会被质疑病人为何没有进行 PET-CT，当我们争辩说是"从病人的经济考量"，审稿人会高傲地批评"这不应当是个理由"。但我国的肺癌诊疗规范手册，我的老师杨跃教授作为执笔人，并未将 PET-CT 作为必选项（检查费用很高），而是作为可选项进行了推荐，这就给了地方医院一些灵活操作的空间，不会因没有常规检查而被扣上违背指南的帽子。

医生每天也要读这么多文献才能了解行业进展么？未必，医生每年会参与各类会议，也会和同行交流，新进展也会在医生的朋友圈持续更新，因此医生对专业知识的进展的更新会更敏锐和及时。

因此，在了解了证据级别之后，作为病人和家属如果希望和医生有一场正面的、均势的探讨，可以在充分阅读和理解恰当的文献后，保持偏听则暗、兼听则明的基本态度，和医生友好地沟通。

第二章

疾病：
真相是什么？

第一节　不确定性远远大于确定性

曾经有朋友问过我一个直击灵魂的问题："你说，这个世界上有没有可能有人，他的死因就是寿终正寝，无疾而终？"说得白话一点：有没有人不得病，就正常老死了？

这要看你认为的疾病是什么。

01. 没有人会无疾而终

疾病是什么呢？这是个好问题，也是个大问题。大到自古从西方的医学之父希波克拉底、古罗马医学家盖伦，到中国的扁鹊，都一直在努力定义，然而定义却一直在变化，像是人在日光照射下久了闭上眼之后"视野"中飞虫般的光点，你越是用意念直视它，它就越是飞到一旁。

西方医学之父希波克拉底最早提出了著名的"体液学说"。在他看来，复杂的人体是由血液、黏液、黄胆汁、黑胆汁这四种体液

133

所组成的，四种体液在人体内的比例不同，首先参与形成了人的不同气质：性情急躁、动作迅猛的胆汁质；性情活跃、动作灵敏的多血质；性情沉静、动作迟缓的黏液质；性情脆弱、动作迟钝的抑郁质。这些体液的比例若发生变化，就进而产生了疾病，例如，如果黄胆汁变多，人就会产生胆结石。传统医学都有相似之处，它们会更注重解释身体与哲学的统一性，人从正常状态到疾病之间是模糊的，缺乏清晰界限的，因此疾病的解决也可以通过改变饮食、生活，调整体液的比例之后回到平衡点。

关于疾病，在今天标准的医学定义有很多，其中一条是——疾病是对人体正常形态与功能的偏离，意思就是"不正常"。听起来，和希波克拉底的体液均衡说也是相似的，只是缺乏容易被理解和感知的意象，有着新世纪科学的冰冷。

在这个对疾病的定义下，我们再回到一开始的那个问题——世界上有没有寿终正寝、无疾而终的情况呢？

我的答案是：没有。

首先，在过去，人们能够肉眼识别的不是疾病，而是衰老。疾病则是人衰老的过程中量变产生质变的结果。

这与我们的认知有些不同，例如，孩子没有衰老，但孩子也会得病。但不只人类，任何生物的寿命都有限，因此从诞生的一刻起，人的基因就已经走在衰老的道路上。无论是开花结果，还是落叶归根，都是赴死的道路上可能经历的过程。

从科学上讲，有很多假说来解释人的衰老，其中就包括"端粒假说"，即每条染色体的两端都有一段特殊的基因序列，称为端粒。端粒假说认为，端粒序列在每次细胞分裂后会缩短一截，当损耗积累到一定程度，DNA便无法复制，这个细胞就无法再继续分裂，而被系统清除。因此人作为生物体来说，也存在着种种漏洞，任何漏洞都可能逐渐引起器官的功能衰竭，最终引导人走向衰老和死亡，这是任何生物个体无法避免的结局。

有些漏洞对人体影响大，可能在孩童甚至胎儿期间就会发生，有些漏洞对人体的影响小，需要累积到一定程度才会表现出问题，因此可能要一个世纪的时间才会发生事件。疾病，就是衰老过程中的一个个事件。

即使在理想状态下，一个人一生当中什么疾病都没有被发现，但在临终时，依然会产生各种各样的病理改变。打个比方来说，人的生命不可能像游戏当中那样有一条血槽，血槽从满格减少到零，就这样突然死去了。它一定是在某个零件损耗到一定程度的时候，发生一个崩坏事件，而这个事件会导致人体走向死亡。即便他在人生的最后一秒因为意外的车祸死去，那在这0.000001秒内，也一样会经历心跳的骤停、呼吸功能的衰竭，以及脑功能的丧失。这类意外死亡虽然与我们探讨的"无疾而终"并非同一语境，但医生依然能够在死亡证明上列下许多疾病诊断，"多发骨折""多器官功能衰竭"等。

因此，如果泛化"疾病"的定义，那么无人可以幸免。

其次，人都会得病，只不过在过去，有一些疾病发生了，但是没有诊断出来。

即便在我出生的上个世纪80年代，记忆中时代的节奏和现在相比也很慢。一个人一生当中也许只去一次医院。那个时候我们听说的故事常常是，一个老人家活到80多岁，身子骨很硬朗，却在某个冬天染了风寒，随后每况愈下，在年关上没熬过去，走了，没遭罪，可报喜丧。

但如果同一个故事放到今天，你听到的版本也许会是，一位老年慢阻肺病人，因呼吸困难加重而就诊，影像学提示右肺门肿块，考虑多发淋巴结转移、肺转移、肺癌晚期，经穿刺确诊为肺腺癌，考虑高龄未行化疗，因急性细菌性感染导致的呼吸功能衰竭去世，认为家属疏于对老人身体检查的重视，导致发现太晚，耽搁治疗。

肿瘤之外，心脑肺零件的衰败也不是时刻表现出来的，会在一瞬间产生某个关键事件，例如心肌梗死、脑梗死，让人死亡。所以很多闺蜜团认为的"结伴去养老"，正是建立在"无疾而终"的前提下，读书、养猫、种菜、喝茶、谈心，但疾病是大概率发生的，一个闺蜜养老小别墅是不是依山傍水不是关键，关键是旁边有没有三甲医院。一次脑梗在迅速的溶栓治疗后也许就安然无恙了，但错过时机就是未来十几年的瘫痪在床，喂饭、端屎、擦尿，也许才是养老的日常和真相。

所以，从理论上讲，并不存在所谓的"无疾而终"，只是有的病是任谁都能看出来的，有的则是需要医生去诊断发现的。当检测手段足够的敏锐，疾病的发生率或者更准确地来说，它的"曝光率"就会更高。

不过，虽然现代人的平均寿命持续延长，多数人从内心上也都向往那个"难得糊涂"的田园时代。与其明明白白地活在生命的倒计时当中，倒还不如浑浑噩噩地离开更开心自在一些，毕竟人类终有一死。

02. 可以确定的病因极其有限

在一节肿瘤总论课上，一位有点冷幽默的老师问，癌症发生的原因是什么。同学们有的说是基因，有的说是环境，有的说是基因加环境，确实都是书本上的答案。可这位老师一直摇头，然后说了三个字："不知道。"

在他的逻辑下，如果明确知道病因，这个疾病就应当被攻克了。但是对癌症，我们还远没有像攻克天花一般的信心。1969 年阿波罗号登月之后，尼克松在 1971 年雄心壮志地宣布了"癌症攻克计划"。他认为人都能飞上月球了，一个小小的癌症有什么可怕的，用当下的话说就是膨胀了。结果 50 年过去了，癌症仍然是威胁人们生命的头号选手，当年尼克松的计划也已经悄悄地改成了"癌症早筛计划"，人们寄希望于通过早发现来治愈癌症。

医学的进步让我们清楚地知道了一些疾病产生的原因，从而知道了它的治疗方法。例如在第一章节的医学课中所了解的阑尾炎，我们很清楚这是人盲肠末端的阑尾由于粪石的嵌顿而造成炎症，切除了阑尾，自然就不可能有"阑尾炎"这个疾病。又比如癌症当中的宫颈癌被发现是由 HPV 病毒的持续感染导致的，如果病毒感染能够预防和治疗，这个疾病也很少再发生。

因此，只要是我们能够理解病因的疾病，基本都能够被减少甚至消灭。例如天花这种疾病，在过去可是会导致末日般的瘟疫，而现在你不可能再听说身边的人得天花，因为在 1979 年 10 月 25 日之后，全世界再无天花。

然而至今为止，在我们对疾病的认识中，已知明确病因的疾病并不多，特别是在对一些疾病的病因进行寻根问底的过程并不顺利。以肺癌为例，人们发现了太多能够导致它的因素和假说，吸烟、空气污染、石棉、厨房油烟、遗传因素……但我们无法证明哪一项才是罪魁祸首，甚至连各个因素的权重都无法明确数据化，因此就无法给出一个清晰可行的指导建议，而这往往也引发了大众的侥幸心理。

"你看隔壁张大爷一辈子抽烟也不得肺癌，李大妈一辈子不抽烟不喝酒就得肺癌了，所以抽烟不会得肺癌。"问题是，我们即便能够证明吸烟和肺癌在人群中的因果关系，在某个特定的个体上也很难得到应验。如果某个人的基因里有非常强的抑癌基因，吸烟对他来说危害就微乎其微，但对于另外一个抑癌基因弱的人来说，抽烟的危害就大一些。所以，我们无法明确地说："你看你得肺癌，就是天天抽烟抽出来的。"毕竟肺癌的发生是一系列病因累加的概率事件。当科学变成一件概率事件，就削弱了人们对科学的信任，在健康这件事情上，人从内心很难接受"试试看""也许可以"这种模棱两可的答案。

有些悲观地说，对于大多数疾病来说，我们仍然只是知道了一些可能的危险因素和缓解方案，例如通过倡导健康生活、合理用药等方式来控制和减少疾病的发生或是发生后的不舒适感，却因对真实病因的不了解而无法根治疾病。

除了人自身的因素之外，环境也可能影响疾病的发生。

自然环境因素会导致疾病，比如热带地区的紫外线会增加人皮肤癌的风险。人为造成的环境因素，一场战争本身可能导致数以百万的死亡，而它背后的瘟疫大流行也可能会夺走更多的生命，例如从 1347 至 1353 年，席卷整个欧洲的被称为"黑死病"的鼠疫大瘟疫，夺走了 2500 万欧洲人的性命，占当时欧洲总人口的 $1/3$[①]；又比如切尔诺贝利核电站的辐射使得方圆数十公里的人伤残和死亡。

所有的这些环境因素，都为疾病提供了或多或少的土壤。基因因素则是在这个土壤当中产生的变数。

尽管我们对疾病的了解日益增多，疾病很多时候还是没有找到具体的原因，导致很多时候只能用运气和概率来理解。"运气"揭示了命运的不可控,但其实拆解"运气"本就是科学进步的方向——发现更多的病因。

03. 疾病确实增多了

不知道最近这些年你有没有感受，或者在某次误入广场舞的聊天派对中是否听到过这样的话——

"过去的人哪有现在这么多毛病啊！"

明明科技发达了，但人们得病的概率和得病的类型却好像越来越多了，这可能是很多人真实的感受。前面提到，随着医学科技的进步，人们对疾病认知能力的提高，越来越多的疾病被"曝光"了出来。但这真的只是因为诊断水平提高吗？并不全是。仔细想一想，颈椎病、神经衰弱、脂肪肝、乳腺结节，过了 30 岁的人，很少能有一点毛病都没有的。

中国人口平均寿命自建国以来一直在稳步增长。1949 年，中国人均预期寿命不足 35 岁（虽然如此低的数字主要归结于婴幼儿

[①] 数据来源于聚汇数据。

高死亡率），而到了2020年，平均寿命已经达到了77岁。上海市健康促进委员会发布的数据表明，上海市平均寿命达到了84.11岁，在世界上也属领先。

但岁数可见地增长了，人们也的确更容易病了。

第一，人的平均寿命增加了。当活得足够长时，疾病就成为了长寿的一种副产品，这是因为在之前可能致死的疾病可以通过医疗手段缓解，从而让你继续活下去。所以你如果接受了长寿，就势必要接受伴随而来的冠心病、癌症，以及慢性阻塞性肺病这些疾病发生概率的提高。

第二，检查率增加了。检查率的增加源于检查技术的进步和普及，让过去很多隐藏的"病征"展现。B超在80年代才开始在县市级医院开展，90年代后才算正式普及，而在这之后，乳腺结节、甲状腺结节才越来越多地进入大家的视野。我们在教科书上学到的乳腺癌经典体征叫做"橘皮征"，是指乳腺癌的病人因为癌细胞造成淋巴导管的阻塞而产生的乳房像烂橘子皮一样的表现，听起来不仅很复杂，还很可怕。但这是乳腺癌发展到非常末期才容易产生的表现。2000年后，CT在各中小城市也开始普及，世界范围内的新冠病毒疫情爆发后更是被大量开展，这就导致"肺结节"这种只有CT才能看到的病变越来越多见。因此，检查的普及让扁鹊曾提过的"上医治未病"在今天成为了可能。过去老年人所患的肺癌，今天却可能以"肺结节"的姿态在中年人身上更早体现，这种疾病的增加其实是疾病在一个人生命阶段中前移的结果。

第三，人类疾病谱在迁移。可以说，人类的演化史，也是一段人类疾病谱的迁移史。消灭一个致死性疾病，往往就打开了可以释放出更多疾病的"潘多拉魔盒"。

人类是哺乳动物当中最在意基因多样性的种族。人之所以没有像动物一样近亲繁殖，是因为演化中为了保持基因多样性而自觉杜绝了这种行为，从而使得人类在抵御自然界的风险，特别是传染病一般的毁灭性天灾时，存续的能力更强，这是一种演化的自我保护，当然这一切也部分归结于人的繁殖能力不如其他动物。

在以前，感染性疾病在人类疾病谱当中占据了绝大多数比例，无论是细菌性感染（如伤寒、结核病、霍乱），还是病毒性感染（如天花，脊髓灰质炎），抑或是真菌性感染（如曲菌球病），还有寄生虫病，等等，都可能随随便便就导致人的死亡。

建国之前，得了肺结核，也就是"痨病"，就意味着有不小的概率会死去。那时也没有很好的针对性的药物，患病之后就是隔离养病，如果能侥幸活下来，才能回到社会当中来。而现在，肺结核只要通过合理的治疗，本应是可以达到全面治愈的，如果谁的肺结核迁延不愈，很少有人会认命，而是会尽快换个医院再问问。即使是像艾滋病这样难以控制、没有特效药物的病毒感染，我们都有鸡尾酒疗法用来进行一定程度地控制。HPV 感染所导致的宫颈癌，也可以通过对宫颈的手术治疗、放疗使一部分病人得到治愈。

另外，现在你可能觉得生孩子是一件相对平常的事情，如果发生母婴围产期死亡，也必定是难以接受的灾难。但是在近 40 年前，1986 年全世界的婴儿死亡率达到了 82‰，发达国家为 17‰，发展中国家为 92‰，也就是近乎 10%。

但没有想到的是，当我们闯过了感染性疾病的层层关卡，迎接我们的，却是高血压病、冠心病、脑梗死、肿瘤、慢性阻塞性肺病等这些与衰老、基因更相关的疾病。换句话说，自然界已经不那么容易打败我们了，威胁我们自身的，有可能是我们自己。正如唐僧被妖怪追着跑来跑去，好不容易逃脱了丛林，来到了女儿国，才遇到了取经路上的最大危机——源于内在的心魔。

第四，我们正在不断创造新的疾病。人类从直立行走，偶然发现火，再到工业革命，以及当代的这段时间，其实只占人类漫长演化岁月的一小部分。你可以理解为，人类上一秒还在树上吃香蕉，下一秒居然就要996，这对于人的适应能力来说是一种极大的挑战，因这样的变化而带来的不适感，也正是现代人疾病的主要来源之一。

现代快节奏的生活，以及我们长期不良的生活习惯所导致的颈椎病、神经衰弱、失眠、焦虑等，这些都会长期地造成器官损耗和精神压力。另外，对抗生素的滥用，逐渐导致耐药性结核菌和超级耐药细菌的诞生，而对于这些被人为创造出来的疾病，我们经常束手无策。

不只疾病变多了，人从自身内在需求上，甚至会通过创造新的"疾病"来适应新的生活需求。"雅皮士流感""纤维肌痛""慢性疲劳综合征"是人们主动提出的疾病名称，并通过维权运动让主流医学界认可这些疾病的存在，从而给劳动者维权创造便利。因为对于身材的极致追求，人会给"肥胖"下一个非常宽松的诊断定义，并因此在非病态的"肥胖"诊断下进行胃折叠手术来获得自我认同与社会认同，这不但是时代的症结，也反映了人对于社会在某种意义上的适应和对抗。北京师范大学的王芳教授也提到，在心理健康领域，流行心理疾病的疾病谱在不同时代的更迭，其实某种程度上反映的是人们自己需要被认可的痛苦的需求。

疾病是会变化的，它甚至会伴随人类的科技、欲望而演化。理解了这层关系，我们才有条件去探讨疾病的解法，正因为谜面源于我们自己，因此解题的钥匙往往也在我们自己手中。只有当我们了解疾病发生的复杂性，才能更好地去理解在疾病发生过程当中，疾病的载体（病人）和消灭疾病的战士（医生），乃至对抗疾病的场所（医院）三者之间错综复杂的关系。

第二节　天地人三维只是概率项

用三句俗语，理解疾病和基因、环境之间的关系。

龙生龙，凤生凤，老鼠的儿子会打洞。

一方水土养一方人。

不是一家人，不进一家门。

01. 老鼠的儿子未必会打洞

龙生龙，凤生凤，老鼠的儿子会打洞。

这体现的是遗传基因对疾病的影响。

在人们的理解中，基因遗传病是上一代的疾病以特定的概率复制到孩子身上，例如血友病、地中海贫血等。但在不同的疾病中，基因对于下一代患病的影响是不同的，例如血友病就是一种隐性基因遗传病，如果未患病的父母双方都携带患病基因，那么该疾病的发生概率就是 1/4。如果是显性遗传病，例如马凡综合征就是一类常染色体显性遗传病，意味着如果父母双方有一方患病，生下患病孩子的概率就是 1/2。此外还有传男不传女，或者传女不传男的性染色体遗传病。

基因的力量当然很强大，但大多数疾病其实都不是单基因遗传病，而是多个基因参与，甚至在环境的共同作用下才会产生的疾病。因此在遗传医学中还有个概念叫做"基因的易感性"，意思是虽然没有明确的可以精确计算的遗传规律，但是患某种疾病的概率比常人更高。比如说，如果爸爸妈妈得了某种癌，那么孩子未来也得这种癌的概率高于正常人群。这也许是某个抑癌基因或者原癌基因的遗传结果，也可能是多个基因共同作用的结果。换句话说，基因参与各种疾病发病的比例是不同的，血友病可以认为是 100%，而心血管疾病、癌症，可能基因的参与就只有 80%，60%，甚至 50% 不等。

不过，基因的易感性也并非一成不变。尽管研究表明，从癌症高发地区向低发病地区移民的一代，癌症发生率仍显著高于原住民。但若移民与当地人种结合产生"移二代"，即这个人儿子辈的发病概率与当地人更近似，而和自己的父辈差异很大。

所以在人口流动非常频繁的今天，也许你的父亲来自东北，母亲来自云南，而你生长在杭州，你的人生也并不会因此就被这三座城市的"疾病地图炮"击中。例如，我作为一个北京人，甚至都无法接受豆汁儿这种美食，又为什么要为北京的地图炮疾病强行买单？你本可以有东北的粗犷，云南的神秘和杭州的温婉，但唯独不需要有来自这些地方对自身基因的嫌弃和恐惧，因为那些遗传易感性，随着海水的流动，因全球各处的海平面的交融而逐渐弥合。当你中有我，我中有你，我们就是"生而平等"的。

02. 环境因素对疾病的影响

> 一方水土养一方人，也养一方毛病。

曾经有一段时间，中国绝大多数的食管癌都集中在太行山一代，以河南、山西、河北等中原地区为主，其中河南林县的食管癌发病率更是高得出奇。在 20 世纪五六十年代时，林县有"三不通"，分别是水不通、路不通、食道不通。据文献报道，从 1959 年到 1981 年，共有 18259 人发生食管癌，平均年发病率为 112/10 万。[1959—1981 年食管癌流行动态，中华流行病学杂志，1985，06（02）：95-98. DOI: 10.3760/cma.j.issn.0254-6450.1985.02.119。] 这是个什么概念呢？中国整体的食管癌的发病率是 25/10 万，相比之下林县是平均值的 4 倍多。从死亡率来看，食管癌死亡占当地居民死亡的 16%，占各种肿瘤死亡的 66%。也就是说林县的 6 个人当中就有 1 个会死于食管癌，而 3 个癌症病人中，就有 2 个是食管癌。甚至还出现过一个吓人的情况：祖孙三代都有人患上食管癌，家族内呈现高聚集现象。看起来，这很像是一个遗传性的疾病。

在那时候，民间甚至流传了许多有些许迷信色彩的恐怖故事，衍生了无法估量的歧视。然而，最终通过研究发现，这个病虽然难治，但并不传染，更不是因为什么鬼神之说。这只是一个有一定家族遗传倾向、但是与环境因素也有关系的疾病而已。在环境因素中，饮食不均衡、土壤缺乏硒元素、喜好烫食等因素都可能是增加食管癌发生率的原因。

当然，这只是一个流行病学的结论。很多时候，你很难把环境因素和遗传因素严格地区分开，甚至很难判定各自占据发病因素的多少比例。

还是拿食管癌来说，同是一个癌种，在亚洲和美洲的差别也非常大。在美国只有一半不到的病人是鳞状细胞癌，而更多的病人是腺癌[1]，但是在中国，超过 90% 的病人都是鳞癌，二者在治疗过程当中存在较多不同，生存率也不尽相同。很难严格地界定这种食管癌类型的差别，究竟是因为环境还是遗传。

再举个例子，南方的一大特点是每年都有几个月处于梅雨季节当中，空气湿润，适合霉菌的繁殖。而在 1993 年，黄曲霉毒素被世界卫生组织（WHO）癌症研究机构划定为一类天然存在的致癌物，是导致肝癌等疾病毒性极强的剧毒物质。在南方，老人经常买很多花生大豆，吃不掉又舍不得扔，也不注意食物的保存，就很容易滋生这种毒素。虽然是为了省钱，但是却付出了更大的代价。但同一个纬度中，有很多省市并没有储存花生大豆的习惯，因此同样的环境下患病率也不完全相同，这就说明疾病的发生不仅有环境的因素，更有可能是大环境背景下的风俗、习惯导致的。

除了前面说到的癌症村的极端情况，很多人也看过类似于"中

---

[1] 鳞状细胞癌和腺癌都是食管癌的一种，只是起源于食管上皮的组织类型不一样。

国疾病地图"这样的推文,想当然会认为四川是不是痔疮比较多啊？肯定是喜欢吃辣。北京是不是很多肺癌呀，因为有雾霾。这其实也是我们对地域的刻板印象。很多时候是我们先看到了一个现象，然后再找能够理解的理由去解释这个现象。

这就是所谓的"一方水土养一方毛病"。一个地域之所以会被"开炮"，是因为一个地域的遗传和环境特点，但我们同样可以理解为是令人引以为傲的地域特色。但地域特色和疾病之间的关系究竟是相关，还是因果，其实还需要进行科学的证明。

03. 生活习惯对疾病的影响

不是一家人，不进一家门。

这是指生活习惯，也就是你的生活方式也会对疾病产生影响。

我是胸外科的，出门诊的时候，经常就碰到一对夫妻两个人来看病，两个人同时确诊，一个人刚出院，马上就要照顾另一个人住院。他们毕竟没有遗传因素，因此他们相似的生活习惯，就可能成为了疾病的来源。

我出生在北方，近期在上海工作生活。每次我回到北方探亲的时候，感觉吃下的每一口菜里面都有半勺盐。北方的饮食普遍偏"重口"，而盐的摄入量增加是高血压病、心脑血管疾病、眼底疾病的罪魁祸首。

广东这个地方是被地图炮轰得最惨的，有一种疾病干脆就被称为"广东瘤"，这就是鼻咽癌。2017 年，世界卫生组织国际癌症研究机构公布的致癌物清单中，把中式咸鱼列为一类致癌物。其实不只是咸鱼，在南方许多地方都喜好腌制食物，腌制食物里的细菌分解盐之后就会产生亚硝酸盐，在人体中就可能转化为亚硝胺，这是一种强致癌物，是引起鼻咽癌、食管癌等癌症的重要因素。

自制的腌菜虽然口感更好，但是所含的亚硝胺的含量是无法监测的。我见过一个妈妈常年腌制泡菜和咸鱼，而且是在乳酸菌发酵1—2 周，也就是亚硝酸盐含量最多的时候给家人吃，而不是等亚硝酸盐下降到正常范围的 2 周之后。我相信这个妈妈一定是非常爱这个家的，她也一定认为自己腌的泡菜是最干净、最卫生的，是没有添加剂的，所有人都理解这是家的味道，是健康的味道。但是我们从另一个角度思考，长期这样吃，癌症找上门，这在某种程度上也属于"爱的投毒"吧。

我曾在《病人家属，请来一下》里写到妈妈们很不容易，她们承担了照顾孩子的大部分任务，有的时候担心声音太响无法听到孩子的动静而不打开抽油烟机，却为自己的身体埋下了隐患，因为当代女性的肺腺癌发生率显著提升和厨房油烟的关系很大。

当这个内容上了微博热搜后，评论区看得让人泪目。很多网友分享了自己成长的经历，说突然明白为什么自己家明明有油烟机，但是妈妈就是一直不肯开，说了也不听。现在看了这条热搜才猛然明白，是小的时候她为了照顾自己不肯开；是自己在高中学习准备考试的时候，妈妈担心吵到自己读书不肯开；是长大了帮忙带孙子，依然不肯开。在妈妈的心中，总有一些事情比自己更重要。

所以很多科普作家也温馨提醒妈妈们，一定要注意家庭中的空气污染、二手烟、厨房油烟、甲醛，都有可能增加疾病发生的概率。家应当是最宁静的港湾，更要定期排查潜在的风险。

04. 大胆假设通常经不起小心求证

疾病的地图炮无非是不同地域人的基因、环境、生活习惯差异所带来的疾病差异，但有一个关键的问题必须要解决，那就是我们看到的地域特质和疾病之间，究竟是相关性，还是因果性。

何为相关，何为因果呢？相关，就是 A 和 B 的发生有关系，但并不一定是 A 导致的 B，也可能是和 A 相关的 C。

假如我们发现，沿海地区的人皮肤癌的比例增加（B），于是有人思考，也许是海鲜（A）导致的。但实际上，海鲜和癌症有没有因果关系呢？不一定。我们同时也知道，沿海地带，特别是赤道附近，日光照射多，而紫外线被判定是皮肤癌的独立危险因素（C）。所以，吃海鲜与皮肤癌，有相关性，但未必有因果关系。真正有一定因果关系的，可能是日光暴露与皮肤癌。

有人会问：为什么你认为是日光，而不是海鲜，有什么证据呢？按照我们在科研课中的说法，科学家会有两个方法来确定这件事，第一是搜集足够多的因素，包括性别、年龄、海鲜饮食、居住地日光情况、经济条件、吸烟史等条件进行大样本的流行调查，采用统计学方法平衡所有因素之后，判断是否日光为独立危险因素。但是这个方法只是基于猜想和统计的结果，存在很多不确定性，容易发现假的因果关系。

而第二种方法，是在有足够证据的前提下，把两组人随机分到日光地域与非日光地域，通过长时间的观察，看看哪一组皮肤癌患病率高，从而得出结论。

然而通常来说，我们在很多场合都无法真正地实行第二点。假设科学家拍脑门想出一个因素，就拿两组人群去做随机对照试验，这会违反医学伦理，对受试者造成潜在的伤害。例如你想证明抽烟是有害的，你就让一万人不吸烟，再让一万人坚持吸烟，在明知道吸烟大概率有害的前提下，这肯定是荒谬的做法。另外，采用这样严格的随机对照研究，大多数时候都需要数十年才能得到一个较为肯定的答案，一个学者一生只有机会跟踪完一项研究，是比较困难的。因此在多数情况下，流行病学研究的方法可行性更高。

我举一个例子，地方性甲状腺肿，简称地甲病或地甲肿，是地方性流行病的甲状腺肿，在当时又被称为"大脖子病"，在我国中原一代以村、镇为明显聚集性地多次出现过。经过流行病学的调查，科学家将种种因素与疾病的发生进行统计分析，发现在患病和未患病两组中，有一项变量的差别是天壤之别的，那就是饮食。中原地区缺乏海鲜类产品，因此对碘的摄入不足，因此容易导致疾病的发生。当科学家明显看到那些能够吃到海产品的家庭不会得这个病，就产生了这个假设，通过研究得出结论。最终，这个疾病的病因被证实是膳食碘的缺乏所引起的甲状腺代偿性增生肿大[①]。

在改善饮食，推广加碘盐等举措实行之后，这个疾病就几乎不

---

① 由于甲状腺缺乏碘来合成时，要怎么办才能保证机体有足够的甲状腺素呢？就像我们的肌肉长期处于训练的缺氧状态，肌肉会变得肥大一样，甲状腺也会被迫地变得更强壮，这样才能把从食物当中吸收的仅有的一丝一毫的碘都用来制造甲状腺素，这就是代偿性增大。

存在了。

这就是一个采用流行病学的研究发现因果关系并且采用补充治疗的方式解决的例子。

05. 抛开剂量谈毒性：东北的烟与北方的霾

还有一点更重要的，就是不要抛开剂量谈毒性。

一些公众号或者新闻喜欢用耸人听闻的标题来传递错误的医学观念，一个典型的例子就是东北的烟和北方的霾。

空气污染一直以来都被教科书定义成肺癌及呼吸道疾病的病因之一，不仅仅是北方这些重工业城市，就连云南这样四季如春的城市，也一样会因为某些特定矿物质，导致呼吸系统疾病增加。

在东北生活过的人想必会懂，每到秋冬季，就是漫天的秸秆味道，临近粮食厂的朋友还能闻到空气中弥漫的一种像烤红薯一般的发酵味道。生活在北京的朋友自不必说，其实从我小时候开始就一直经历雾霾的困扰，直到近几年才好一些。每当雾霾天来临的时候，很多人会产生心理上的恐惧，他会感觉每呼吸一口空气就离肺癌近一步。我曾经还尝试写过一本书叫做《肺话》，本身是想告诉朋友们关于雾霾的那些事，以及防护的措施，不过对这本书可惜但是对大家可喜的一件事是，自从这本书出版之后，就再也没有那么严重的雾霾发生。

2013 年 10 月 17 日，世界卫生组织下属的国际癌症研究机构（International Agency for Research on Cancer，IARC）发布报告，首次明确将大气污染确定为人类致癌物，其致癌危害等级归为第一类，也就是明确的"对人类致癌"，同类别的还有香烟、黄曲霉素、槟榔、环氧乙烷等。但是我们需要仔细思考的一个问题是：明确的污染物，就一定是可怕的么？真的未必。

实际上，从20世纪70年代到现在，肺癌在中国的发病率一直保持平稳，根据中国医学科学院肿瘤医院发布的2016年的患病数据，现在的发病率大约是36/10万，也就是0.36/1000左右，甚至低于2014年中国肺癌发病率的57.13/10万[①]。有朋友可能会问为什么不放在同一年比，没办法，机构都会隔几年才出一批数据，而且不同的统计方法也各有局限性。例如中国医学科学院肿瘤医院是采用全国数百个监察所的数据进行汇总后进行推算的，检查所的数量越多，覆盖面越广，推算会越准确。

所以，肺癌的发病并没有像我们每天焦虑的那样井喷，我们需要理解的是，空气污染的确是肺癌发病的重要危险因素，但是我们也不必要为此产生过度的焦虑。说实话，作为外科大夫的我们每天在手术室里吸入的那些电刀烧灼组织产生的烟雾，可比雾霾要厉害多了。那咋办呢，工作还是要干，生活还是要继续。

不过，虽然空气污染对癌症的发病率改变不显著，但在空气污染指数高的天气中，心脑血管意外、肺部感染等疾病的发生还是会激增，因此还是应当减少户外运动，并在室内打开空气净化器。关注健康还是必要的，但如果只顾着把身体的健康照顾好，反而增加

---

① 同期globocan发布的2020年全球肺癌发病的数据22/10万（Cancer incidence and mortality in China, 2016），但与2020年东亚的数据48/10万比，还是相对较低。（Cancer incidence and mortality worldwide: sources, methods and major patterns in GLOBOCAN 2020）

了心理上的焦虑感，这也算是疾病的一种"转移"了。

我们今天虽然名义上开的是地图炮，但是讨论的实际还是疾病的危险因素，包括遗传因素、地域环境因素，以及生活习惯等三个层面，一个地域的人之所以会患一种以这个地域命名的疾病，是这三者合力的关系。而我们对于危险因素的正确理解，与其说会让我们生活得更健康，不如说会让我们在充分认识之后，能够放松心态，正常生活。

不同地域有各自独特的文化，这本来应该是一件美好的事情。我从不认为吃一口咸得要命的菜，或者吃一口妈妈的爱心泡菜有什么关系，相反，我感受到的是满满的幸福，但吃完后我也会说："妈，你们以后做饭，记得再少点盐吧。"

第三节　大病不存在预警信号

朋友圈只要一出现年轻人猝死的新闻，就总是会有一大批程序员来急诊。

七八年前，我在急诊轮转的时候，半夜来了个程序员男孩。别问我怎么知道他是程序员的，问就是气质出众。半夜四点啊，兄弟们，四点！他坐在急诊的诊室里面发呆，我问他咋了，他说他半夜容易醒已经很多年了，又很多年没有感冒过了，按照网上写的，这就是肺癌的先兆。我强忍住揍他的脾气，问他：那为啥就不能等到明天早上拍个片子呢？他说，今日事，今日毕咯，明天还要继续996。我真的是差点心梗。

拍完片子，完全正常，他似乎还有点失落，说网上写的症状预警表也不是很准嘛，问："那我还有什么别的检查要不要一起开一开，不是肺癌也可能是个别的。"

我当时真的想打120了，要不把他带走，要不把我带走。

01. 身体能自救绝不呼救

我不得不承认，相比西方发达国家来说，中国一直有着肥沃的"玄学"土壤，这种玄学可能是集合了迷信、易经、天命、鬼神等于一身的杂合体，很难用一个具体的词来描述。

人们关注疾病预警信号的心情是能理解的，毕竟我们能对健康所做的事情太少了，而那些真的会带来健康的运动和减重又实在是太辛苦了，所以内心总希望看到一些预警信号，让我们不需要很努力，但又可以很健康。所以网上流传过许多关于重大疾病的预警表——"很久不感冒还会早醒，可能是肺癌"就是其中一项著名的预警信号。随着网络的整顿活动，一些非常奇葩的预警信号已经被删掉了，但是还是有很多信息，会混杂着半科学半伪科学的结论，让你真假难辨。

正确的预警信号应该是怎样的呢？我给你举个最典型的例子。

在《舌尖上的中国》第三季开播之后，知乎平台上有一条获得最高数量赞的回答，就是一个医生建议纪录片中的老薛尽快去检查肺部，因为从画面放大的细节来看，能看到他有"杵状指"这个体征。所谓杵状指，是一种体征，可以理解为手指的末端像锤子一样肿胀、肥厚，这个体征可见于一些肺部相关的疾病。这些疾病会迫使体内分泌某些物质来促进肺血管的生成，而这些物质顺着循环系统同时也会改变手指头的供血，因此就会产生相应的改变。有热心人把网友的呼声告诉了老薛，于是他去做了检查，果然发现了是早期的肺癌，并且进行了手术。

这是一个科学又有爱的故事，既让人们感受到医生的火眼金睛，又感慨医学的伟大。从这个故事来看，体征确实是一个最好的预警信号。但是可惜的是，这种事情太少了，才会被认为是医学的奇迹。

为什么？即使我们普及了"杵状指"这个概念，老百姓就能辨认出来么？未必。另外，杵状指也多见于很多肺部疾病，包括老慢支、肺气肿，因此并不是有杵状指就真的会是肺癌。还甚至有很多人会去医院检查手指头，相反，更有甚者还会因为觉得自己手指头没问题就拒绝体检。

所谓预警信号，我们用理性思维来看应该是这样的——假设一个人得了某种疾病，这种疾病如果能提早发现就可以得到很好的治疗，那我们可以通过身体的一些信号感受、判断出这个疾病的发生并进行干预。

但我搜索了一下我的全部医学常识，可以负责任地告诉你，这样的信号可以说是少之又少，你所能感受到的绝大多数信号，都是疾病在终末期才反映出来的。例如一些人会将体重下降作为一个疾病的预警信号。有个朋友体重三个月内下降了二十多斤，他觉得可能是因为控制饮食、加强运动的结果，但是等浑身剧烈的疼痛时才发现是癌症晚期。体重下降出现的时间也一般是在疾病的终末期，指望它是不靠谱的。即使当时他注意到这个信号，提前去医院检查，结果可能也差不太多。

曾经有过一段时间，一些科普文章鼓励女性通过自检乳腺来提高乳腺癌的发现率。然而美国癌症学会的《癌症早期发现指南》已经不再推荐乳腺自我检查作为常规的乳腺癌早期诊断措施（但仍建议告知女性，乳腺自我检查可能潜在的获益和局限性）。局限性主要体现在，女性可能发现了很多没有意义的结节而过度焦虑（例如有人会将周期性的乳腺肿大当做乳腺癌来频繁就诊），也有可能在自认为没有摸到结节的情况下就不来就诊，反而错过了最好的治疗时机。

除此之外，还有诸如"印堂发黑"一类的信号，其实是混杂了传统医学和民间说法产生的，即使碰巧和结果对应上了，也很难证实其中必然的联系。由于科学很难从反面证伪，就使得预警信号成为了互联网谣言的重灾区，是真正的"造谣动动嘴，辟谣跑断腿"。

为什么疾病大都没有预警信号呢？是我们医学太落后了么？还是说医生现在已经不像以前那么会看病了，没有机器医生都不会了？

因为人体有代偿功能。

怎么理解人体的代偿功能呢？我们知道，人体一直有自我防御和调节的系统，这就导致我们在遇到疾病的时候可以很快地恢复。比方说，我们运动的时候，人体处于相对缺氧的状态，我们的心率就会加快，从而让氧气的运输和获取速度加快，这就是代偿。又例如我们长期举铁，长期锻炼的肌肉就会产生肌肉肥大，来满足对力量不断增加的需求，这也是代偿。再比如说如果我们切除了一侧的肾脏，那么另一侧的肾脏能力就会变强，来代替缺失的肾脏的功能，这还是代偿。因此，人虽然脆弱，但是有很强的储备力量，一个士兵倒下了，另一个就赶忙顶上去，这就让我们在受到伤害的时候仍然能够很好地存活。这在医学上叫做"代偿"能力。

但也正是这个可贵的代偿能力，反倒是在很多时候坑了我们自己，让我们以为自己的身体啥也没发生。

人体的器官可以分为空腔脏器和实质性脏器两种。我们的脑、肾脏、肝脏、脾、肺就是所谓的实质性脏器，而食管、小肠、大肠、气管、输尿管这些就是空腔脏器。我们假设一下：在脏器上长了一个小瘤子，会发生什么呢？

如果是实质性脏器，那不好意思，很可能什么表现都没有。首先实质性脏器内一般没有什么神经分布，不会第一时间感知到。假设肺是一块巨大的海绵，如果你往海绵里面塞一颗绿豆，海绵的体积会发生改变么？不会。即使你往这块巨大的海绵里塞一个鸡蛋，都可能不会产生任何改变。人体的胸腔和腹腔的弹性很强，"代偿"能力很强，因此在这个肿瘤长到出现压迫症状之前，你不会有任何感受。

但是大脑是个例外，如果大脑里长瘤子，你可能会在早期就产生一些症状，这是为什么呢？首先，大脑里的结构非常精细，是人体感觉和行为的总指挥部。如果指挥部里发生了一点小问题，都可能会对全身产生非常严重的后果。第二个原因，大脑是被颅骨限制的，而颅骨是骨性结构，它缺乏肚皮的弹性。大脑在颅骨当中已经很拥挤了，因此颅脑当中多长了一点点东西，都可能会加重拥挤的程度，从而产生头痛的症状。这就是为什么颅脑的症状出现得很早，因此更容易存在"预警信号"，例如视物模糊、乏力、偏瘫、头痛等。

如果是空腔脏器呢？那就要看运气了。你觉得哪里发生事故最容易造成拥堵呢？早高峰的主干道上发生一起追尾事故，可能就要产生大面积拥堵，但是如果胡同里停车时的剐蹭，就什么都不会发生，所以症状的大小，还是取决于梗阻发生的部位是不是"咽喉要道"。

输尿管肿瘤，鼻咽部或气管肿瘤就能相对早发现，因为不管你是流鼻血、咳血还是尿血，你一定心里会咯噔一下并且马上去就诊的，这不需要专业的"预警信号"知识都可以。因为人天生对自己出血是会恐惧、害怕的，就像人会恐高，会逃避疼痛，这都是一种生存本能。肿瘤之所以容易造成出血的症状，是因为生长太快，导致局部缺血而发生破溃出血，如果出血发生在实质性脏器内，你经常看不到，只有发生在空腔脏器"流出来了"你才会很快发现。除了出血，如果这些管道内因为长了肿瘤出现了狭窄，也会产生梗阻的症状，也就是堵住了。用我们的"堵车理论"，一个 0.5 厘米的主气道肿物可能就会产生严重的堵塞症状，但是 3 厘米的支气管末端的肿物并不会有什么感觉，毕竟即便一侧的支气管被阻塞了，其他的支气管和肺还是能代偿呼吸功能，人不会出现呼吸困难的症状（下图）。

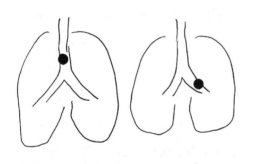

如果是食管、胃或者肠道里长了肿瘤呢？这些器官的弹性也都非常好，即使长了肿瘤，管壁肌肉的收缩弹性也都很好地代偿了肿瘤所造成的狭窄，食物仍然可以很轻易地过去。有时候来看病的病人食管已经堵掉了一半，病人也感觉吃饭没觉得有明显的哽噎感，这就是"代偿"能力所产生的欺骗效果。

所以，无论是空腔脏器还是实质性脏器，它们的"代偿"能力导致很难产生足够的预警信号，一旦产生信号，就说明"代偿"已经扛不住了，而即便这个时候你发现了肿瘤，它可能早就转移到了其他部位。

非肿瘤类疾病也类似，如果心脏功能因为发生了风湿性心脏病，你也可能不会第一时间发现。因为即使你的心脏功能减弱，你在一开始也不会出现憋气、胸闷的症状，因为心率会代偿性加快，肺功能会代偿性增强，这都减轻了因为心脏功能减弱而造成的气血交换能力下降的影响。

02. 认怂最保平安

生活中就没有哪些预警信号是真的比较靠谱的，让我们在生活当中可以适当注意一下的么？下面我们就来举一些例子。虽不全面，但有助于理解预警信号的真实价值。

黑色素瘤

在《非诚勿扰》中，李香山作为一名成功的商人在最后不禁感慨，明明只是脚上长了一个小小的痣，平时也没当回事，最后功成名就的时候才发现全身都长满了黑色素瘤，这是一种可怕的恶性肿瘤。痣都是不好的么？那么到底哪些痣有可能出现潜在的恶变倾向呢？

其实我们每个人身上都有30—50颗痣，长在身体的不同部位，绝大多数都是正常的，不需要担心。但是如果有的痣长在手心脚心上，就值得我们的观察和注意，如果有的痣你突然注意到近期有增大的趋势，可以以三个月作为间隔进行对比监测，如果一直有长大的趋势，可能就需要去医院就诊了。

眼睑下垂

有的人眼皮经常感觉抬不起来，或者大小眼十分明显，你有可能觉得他很呆萌，但他也有可能发生了重症肌无力。

不明原因的发热

结核、血液病、肺炎都有可能，如果长时间发热，还是有必要去医院检查一下，很多人也确实发现不了什么原因，但至少要排除一些常见的疾病。

便便出问题

如果发现便中带血，便便变黑，还是需要去医院进行化验，看看是不是需要进一步的检查。因为消化系统任何地方的出血，最终都会在大便中体现出来，所以便后自己回头看一看是非常重要的。

尿多、消瘦

不一定任何消瘦都是肿瘤，也别忘了糖尿病呢。有很多年轻人，一直以为糖尿病是老人的专属，但是Ⅰ型糖尿病可是会在很年轻的时候就发生，如果自己大意了，可能会在某一天大吃大喝之后导致血糖飙升然后发生昏迷。

焦虑感

你有没有在商场往下看时，突然惊出一身冷汗，甚至忍不住回头看看附近有没有什么人。你会害怕突然被撞下去，为什么会这么想呢？这是因为大脑设置了一套非常精巧的防御系统，就是防止我们那些"想入非非"的念头，当我们接触到可能死亡的威胁时，大脑就会释放出一种信号，这种信号让我们立刻获得"尿"的感觉，有时是浑身鸡皮疙瘩，有时甚至是打个激灵，也就是为了防止我们主动赴死准备好了一套刹车系统，不然人类也无法繁衍演化到今天。

我想说的是，这种"尿"和"怕"，就和我在开头所讲的程序员的故事一样，并不是一件坏事。我们应当鼓励人在担心自己生病的时候，尽早接受系统的检查。"一辈子没去过医院"并不代表健康，反而有可能"一去医院就是大毛病"。恰恰是常去医院的人，发现的毛病虽多，但也能因此发现能够纠正的疾病而活得更好，活得更久。这是大脑所产生的"求生欲"带给我们的礼物。

焦虑感，就是人作为高级物种的一种相对高级的防御机制。人毕竟不是单细胞的草履虫，通过对伤害的被动逃逸活下去，而是能够通过主动发现和解决问题来延长生命。所以要允许自己接受自己的焦虑感，这样就不会让互联网上这些贩卖焦虑的预警信号乘虚而入。

第三章

治疗：
如何开始，怎样结束？

第一节 医院：医疗行为系统化＋民生问题产业化

医院是一开始就存在的么？不是的。

在清代，民间只有药房和诊所，并无医院的架构。中山大学孙逸仙纪念医院是已知最早的西医医院，始于1835年11月4日美国传教医生伯驾创建的广州眼科医局，由此推算，中国的医院历史至今也只有不到200年。而在漫长的岁月长河中，我们看病的习惯是请医生到家里，或者去药房拿药，这在世界范围内都是一样的。

最早的医院其实是洋人以传教为部分目的的慈善行为，但是在当时的社会环境下，医院是受到社会抵制的，当时甚至有些人认为这些西方人各怀鬼胎，把中国人的器官摘下来卖到国外去。这是最早的"西医东渐"活动，直到民间逐渐培养出一批接受西方医学的医生后，医院才慢慢在这片土地上生根。

当然，西方医学以传教为初始目的，因此医院和住院时间设置的"底层逻辑"就是要让病人在住院期间内能听完整几遍福音故事，并且要求医生按照要求完成传教的 KPI，例如每周工作的一部分时间应该专门用来传教。但是基督教在本土化的过程发展非常不顺利，无论是病人还是医生都大多只接受了医学的部分，没有对传教的部分照单全收。

不仅我国如此，18 世纪英国的医学在美国传播的过程中，也是处处受阻，人们更习惯医生来到家中诊治，同时对医生的信任度不高，外科医生不仅没有现在这样高的社会地位，甚至和理发师一样被看做是一项糟糕的工作。当然，在那个时代，医学能解决的问题通常以口腔、生产、截肢、放血为主。

经过几代人的努力，医院才成为当下就诊的重要甚至是唯一场所，不在医院发生的医疗行为，也必定会被认为是非法行医，是要面临取缔和处罚的。

探讨医学史并非本书的目的，但我们需要理解医院的设置和发展的逻辑，才能更好地理解就诊选择。在媒体曝光一些知名三甲医院医生的不法行为，以及医生误诊的事实之后，公众是否还会对医院抱以充分的信心，也取决于医院与医生的共生关系。

01. 风险、收益、需求层层博弈

去医院看病并不是一件自古以来就正常的事情，但现在为什么一定要有医院，不外乎以下几个原因。

第一，医院永远是负责为风险托底的地方。

只要对足够多的病人进行诊疗，势必会产生副反应或者并发症。如果是医生的个人行为，医生个人就需要为此与病人进行法律沟通，甚至经济赔偿，同时病人的过激情绪和行为会直接针对这名医生发起，甚至可能导致严重的伤医后果。因此医院所制定的看似冗长繁杂的流程，其实很多都是为了在发生纠纷的时候，如何给病人和医生最大的保护。换句话说，当代的医院不只是为了解决"怎么治好病"的问题，而是要解决"没治好怎么办"的问题。

第二，当代医院越发需要学科的细分和整合。

以前的外科医生开刀可以从头开到脚，什么手术都会做一些。但是现在细分之后，胸外科只负责胸腔，泌尿外科只负责泌尿系统，妇科只负责女性的盆腔脏器。虽然一个专业医生掌握的手术不如过去的医生那么多，但是可以把一种疾病做精做细，做到专业的极致。但由于一个人很可能不只生一种病，所以学科之间的整合就需要医院这样的平台。

第三，医院成为重资产机构，提供综合诊疗产业。

产业的重要价值是解决就业，医疗不再是医生与病人的简单交互，在现代医学当中，它需要药房、输血、病理、护理、重症监护、手术、检验、放射等综合的技术平台的支持，才能把一个疾病的诊断和治疗尽可能做好，由此就进一步带动了下游的药企、中草药种植、运输、康复、检测仪器、科研企业等产业。现代医学对于设备的依赖性越来越高，这并不是医生的水平变弱了，而是我们对于健康提出的要求更高了。重大设备越来越多，医院的总价值水涨船高，收益规模颇为可观，因此成为各个国家关键的民生组成部分。而且，一个医院拥有怎样的价值观，为谁服务，也和政治制度有密切的联系。

02. 系统是把双刃剑

现代社会中，寄希望于用几片不值钱的药，拍一拍揉一揉病就能好的时代已经不存在了，这不是因为医学水平退步了，而是我们开始认识到，一些疾病其实不治也能好，而另一些疾病有更大的治疗价值。通过一个医生能够解决问题的事情也越来越少了，医疗更多地依赖的是整个体系的运转，让病人可以用最小的健康代价和风险来获得治愈的机会。整个的医疗体系也逐步产业化、规模化、系统化。

例如，假设社会遇到特殊状态，急诊关停的情况下，一个哮喘的病人冲到急诊但无法收治的情况就会发生，一般人会想，你就开开门嘛，我就想拿个药，为何这么不近人情。但事实上，急诊的关停不仅仅是没有医生，而是整套系统没有开启，无论是开单、用药、急救、办理手续都无法进行。

我们当然可以设想一位英雄医生冲进药房取到药，给一位病人进行治疗的好莱坞故事，这当然可能发生，如果病人真的获救，也让人感到欣慰。但事实上，哮喘的病人的确最需要的是用药物解除支气管痉挛，但也同时可能用到吸氧装置，甚至在紧急的情况，只有气管插管能够抢救。那这时候，这位英雄医生该怎么找麻醉医生？如果麻醉医生这会没有来导致没有抢救成功，那会不会有人觉得麻醉医生应该承担责任呢？你看，如果发生糟糕的医疗结局，这就不是一个英雄主义的故事，而是另一个简单的医疗事故。

如果一个人落水了，你非但没有求助救生员，而是扔了一个漏气的救生圈，你不但没救到人，还断掉了他求生的机会。

当急诊关停这件事发生了，就意味着急诊已不具备接诊的条件了。这时苛责里面的医生不救人，其实是对医疗系统性的理解不足。

所以无论医院的设置是否合理，医疗都越来越依赖"系统"来完成治疗的工作，而不是在医院外、家庭、田野这样的场景下。在这样的时代，我确实非常同情和理解每一位病人，你明明接受到的是人类几百万年来最优质的治疗，但也同样获得了更多的焦虑和恐惧感。而每一位医生，迷茫地站在一条看不到尽头的巨大流水线上，只能用锤子按照既定的姿势敲打眼前的螺丝，既无法看到螺丝来之前是什么样子，也看不到之后又会成为什么样子。这既是文明的代价，也是医学进步当中的阵痛，更是我们极力改变的现状。

第二节　科室：学科思维 + 病人思维

　　一家综合医院通常分为几个部分：急诊、门诊和住院部。我们都知道急症要挂急诊，普通的毛病挂门诊，需要住院的话，就去住院部。其中急诊的挂号是需要和分诊台的护士说明情况，由分诊台的护士指导挂号的（注意一点，白天上班没有时间，不是挂急诊的理由）。而在门诊，我们经常看着挂号处茫茫多的科室发呆。怎么才能选择到最适合自己就诊的科室呢？这就需要理解医院科室的设置逻辑。

　　一个胆囊炎的病人，理论上既可以选择消化科，又可以选择普外科，但是如果先挂了一个，有可能一个上午过了才发现挂错了。虽然从医生的角度来说，帮助挂错科的病人退号是经常发生的事情，例如因为乳腺问题而挂到胸外科的病人。但是当得知自己挂错了，又要等到下午或者几天后的时候，一定会更为恼火，毕竟难得请假来看病。

因此，我们值得反思一下：挂错号这件事到底是我的问题，还是医院的问题？怎么才能大概率地挂对号？

科室的设置犹如一个国家的省市划分，虽然有一定的依据，例如山川、河流的分界，但更多是人为的。

01. "大科"分科依据：受众

大科包括内科、外科、妇科、儿科等。"大科"的大，是级别上、范畴上、广度上的大。例如内科就包括呼吸内科、消化内科、肾内科、内分泌内科、心内科、神经内科等，而外科也包括普外科、胸外科、心外科、骨科等。

大科的分科依据是受众。外科的受众，是接受手术治疗的病人，内科的受众，是用药物治疗的病人，儿科的受众是幼儿，妇科的受众是女性。

有不明就里的朋友就要问了：为什么女性朋友们就有妇科，我们男同胞就不配有个男科吗？其实男科是有的，但是在多数医院，男科的病人数量有限，因此撑不起一个科室，一般由泌尿外科覆盖。

选择妇科和儿科其实是容易区分的，但选内科还是外科，这是一个大问题。

内科和外科最大的区别就是，外科是以手术为武器来解决问题的科室，需要做手术的就要到外科，而用药物治疗的就先内科。骨科之所以不叫骨外科，是因为骨科的疾病通常都需要手术解决，需要"骨内科"药物治疗的很少，所以骨科覆盖就够了。

我们不如先来做一道题，检验一下你能不能分清内科或外科。

病人发烧，伴咳嗽，咳黄痰，持续一周多，去医院应该挂内科还是外科？

没错，这个是送分题，明显不需要手术，需要药物治疗，要挂内科，准确来说是呼吸内科，我们再加大一下难度。

病人油腻饮食之后突然剧烈腹痛，持续一小时不缓解，且有加重趋势，去哪个科？这个其实也简单，挂急诊外科，因为任何的急腹症[①]，都要首先在急诊外科判断是否有紧急手术的指征。

病人长时间有间断的腹痛，一阵一阵的，偶尔有反酸和烧心，总是不放心，想去医院看看。

这个应该挂什么科呢？我还是建议先到内科，因为你的目的是需要判断"有没有病，病在哪儿"。慢性腹痛是一类非常复杂的问题：腹痛究竟是因为胃溃疡，还是因为肝胆胰腺，又或者只是短暂的无需治疗的肠胃炎？在不清楚原因，也不需要紧急外科处理的情况下，内科往往比外科更擅长从复杂、疑难的问题中寻找线索，判断病因，并至少可以用药物缓解症状。

总体来说，内外科是以手术为分界标准的。外科更像理发师，善于用手术刀解决问题。相比之下，内科更像福尔摩斯，善于用逻辑思维和药物来发现问题，明确诊断后以药物作为主要的治疗手段。

02. "小科"分科依据：器官、系统或人群

"小科"，一方面指的是大科下面细分出的亚专科，有的是按照器官或部位划分，如胸外科、心内科，有一些按照系统划分，如神

---

① 以急性腹痛为主要表现的疾病。

经内科、神经外科，另一方面是指按特定的患病人群划分，如耳鼻喉科、眼科、精神科、口腔科、中医科、放疗科、老年科，这一类小科可以理解为，只要有固定的病人来源，有固定的医疗技术方法，就可以独立为一个科室。

当挂对了"大科"之后，也依然要挂对"小科"。以外科为例，你也需要分清挂什么外科才行。

比如，肚子痛，但你也说不清到底哪儿痛，分诊台的护士说，那就普外吧，全称就是普通外科。之所以叫普通外科，不是因为这个科的医生都非常普通，而是翻译自"general"，也可以理解为通用外科。

其实普通外科是外科刚诞生时候的说法，上个世纪很多优秀的普外科医生就像是无所不能的手术大师，能够从脖子开到大腿根的，不管是腿上长个包还是肚子里长个瘤子，他全都可以搞定。随着专业外科逐渐成熟，技术逐渐专科化，设备和器械越来越多之后，一个医生就很难掌握完全了。之后一些专业就从普外科中逐渐分离出去，例如心外科、胸外科、骨科等。也正是因为专科的精细化，使得一个外科医生的技能更为专精，光骨科的器械就有一百多种，能手术治疗的疾病越来越多，就不只是切个瘤子那么简单了。甚至肺移植、心脏移植、肾移植专业都需要专门的医生和特殊的培训，抛开手术的复杂性不谈，光是手术前后的细节管理都需要更为专业的知识。

你会发现外科的小科划分上，也是一会儿按照器官（例如心外科），一会儿按照系统（例如泌尿外科），一会儿按照部位（例如胸外科、脊柱外科）。这是因为，这些外科各有各的看家本领，关键看其分出来的原因是在器官的特殊性，在系统的特殊性，还是在解剖部位的特殊性上。

例如心外科是因为心脏功能的特殊性，需要成立自己的监护室来管理术后危重的病人。胸外科由于解剖部位的特殊性，擅长的是开胸，以及开胸之后的胸腔护理。而脊柱外科需要掌握几个进入脊髓腔的切口。所以这样分科的依据是这些"看家本领"的独特性和培养的难度带来的。换句话说，胸外科的医生并不会开颅，对大脑的疾病束手无策，即使胸外科也可以通过开胸来进行心脏手术，但是对于心脏的手术和术后管理并不擅长。反过来说，心外科的医生也不懂如何打开脊髓腔。这些技术的高门槛，是外科分科的主要依据。

内科也是相似的逻辑，因为神经的分布是全身的，所以吃透了神经的分布和功能后，神经内科就可以管理全身各处和神经相关的疾病。呼吸内科需要掌握呼吸机的使用、肺部疾病的治疗。心内科则是将全身的心血管系统都纳入自己管辖范围，因为心脏和血管系统是相互影响的，心电图、冠脉造影是他们的拿手本领。消化科则是处理消化系统，胃镜肠镜是他们重要的武器。

所以说，不同的分科，其实是医生掌握的"核心竞争力"导致的。眼科，顾名思义就是看眼睛。在一些眼科很强的医院，还会分为眼底疾病科、白内障科等，这是因为在新技术的不断进步下，即使在一个小科当中，又衍生出了新的、高门槛的核心竞争力，因此科室就变得越来越复杂起来。一个人托我看眼科，我研究了很久之后，才给他找到了眼科下面的……眼底科里面的……眼底外科。

一个医生的擅长在过去可以很多，但是当下很难做到面面俱到。

而正是因为专攻某一个领域，这个医生才可以通过更单一的病人病例积累，在临床上和科研上更容易做出突破。理解了这一点，我们才能继续探讨为什么疾病归属的科室并不是一成不变的。

03. 疾病归属的科室是动态变化的

我们已经了解了科室架构的底层逻辑，是一种类似商业模式般的存在，即稳定的病人来源——核心技术——疗效肯定，这三者之间所形成的完美闭环。

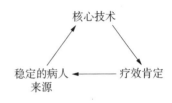

通过这个科室架构逻辑图，你就可以很轻易地理解，为什么有些小科室在一些医院会设置，而在另一些医院就没有；也可以理解为什么有些病人在过去归外科，而现在却归内科，这就是核心技术的改变。

在我上大学的时候，选择心外科的同学，都是当年成绩最好的，最有闯劲的，因为你想，要让病人停跳的心脏再恢复跳动，这是一件多惊险刺激的事情，我还围观过高等级的心外科医生能够在心脏不停跳的情况下，在几分钟不到的时间内，用肉眼都看不清的线把两根细小的管子缝在一起，又不能漏血，还不能狭窄，想想就会手抖的。

然而在90年代之后，冠脉支架逐渐崛起，并且以显著性的优势逆转了开胸冠脉搭桥在冠心病治疗当中的地位，只需要采用微创的办法在冠脉当中放几枚支架就可以了。尽管冠脉搭桥即使到今天还有不能被取代的地位，除此之外心外科还有瓣膜置换、大血管重建、心脏移植等重磅天花板手术，但是在冠心病的治疗上，内科的介入治疗已经慢慢成为了首选，因此冠心病的治疗首诊逐渐转移到了内科，内科判断无法进行支架手术，或者病人情况不允许的，才会转到心外科。

因此，核心技术的改变和更新，就决定了病人选择科室的变化。甚至内科外科的界限也正在慢慢模糊，有一些手术和操作究竟是归内科还是归外科，也存在一定争议。

再举个例子，就是外科化疗这件事。但化疗，顾名思义，化学疗法，不涉及手术，一般是由内科进行。外科医生使用化疗这件事在各家医院都会进行讨论，有的医院会以行政的指令来禁止外科进行，而有的医院就是内外科各自收治自己的病人。这也是因为化疗这项工作的复杂性不在于治疗的难度，而在于不断更新知识，开展临床试验这些方面。

我们今天只讲一个很现实的需求。有病人和我说："您别让我去内科那边化疗，我不熟呀，在这边手术做完了，我们沟通也很顺畅，能不能后面还是在您这边治？"即使是有完善的多学科的诊疗或者转诊机制，在目前国内的医疗状况下，病人还是觉得能找到一个好沟通的医生是一件不容易的事情。所以很多外科医生也会围绕手术，开展一些化疗和靶向治疗，有的外科还会聘请一个人专门做化疗。这就是科室架构逻辑图中的"疗效肯定"带来的科室选择。

除此之外，胃镜和肠镜，在很多医院里，是内科和外科都可以进行的，所以两边都有这个核心技术，病人理论上挂两边的号都可以。

另外，病人群体的增加也有时代的因素。现如今中国正稳步进入老龄化社会，因此很多医院的老年科越做越强。一方面是因为老年人的人口比例增加了（同期的儿科其实在缩减），另一方面老年人通常不只有一种疾病。在多种疾病共存的情况下，他们每天要吃很多药。老年科的出现能够优化治疗过程，减少老年人在治疗高血压、糖尿病、骨关节炎这些科室间来回的奔波，因此，"疗效肯定"和"病人群体"的双重因素下，促使老年科崛起和繁荣，而由此产生的老年群体特有的"核心技术"也就随之产生了，这一方面包括体现科技进步的核心技术，一方面也有流程设置和优化的核心技术。

医生自身品牌的原因也一样存在。有些小的科室刚成立的原因很可能只是因为医院引入了一个专家。如果这个专家自身带有流量属性，广大的病人都来奔赴，根据刚刚的科室架构逻辑图，其中稳定的病人群体也可能成为支撑起这个科室作为独立单元基本运营的关键要素。有些时候，一个医院的不同科室会根据这个引入的专家专业的特殊性修改名字，例如一些普外科会分出肝胆胰腺外科，又有一些会改成微创外科，其实都是为了突出这个科室的独特性，另外也通过这个独特性吸引相应的病人就诊，成为具备一定品牌特色的科室。

我举这些例子的目的，是希望让你进一步了解，内科和外科是人为划分的，但是疾病的康复在一个人身上本应是一个连续的过程，其实是不该被人为的科室划分搞得手足无措的。所以你挂不对号的一个重要原因，不是你认知的问题，而是因为这些科室本身就已经失去了科室之间绝对的界限，这就导致你在不同的医院，不同的时间，即使同一个疾病也可能会分配到不同的科室。

04. 新趋势：病以类聚，科依人分

一个医院设立什么科室，和医院的规模、对应科室的病人数量、医生的资质与能力各方面都相关，是非常复杂的。然而，科室的设置本意是资源、人力和流程的高效合理分配，但是如果不以病人为中心，而只是以行政管理或者人员管理便利性为中心，这终将让病人在制定的系统里迷失。医院如果选择由病人自主选择，并且对选择的失误漠不关心，也可能会因此失去一部分病人。所以为此，一些医院也开始做了很多尝试性的流程建设。

第一，中心。正是为了减少因为科技的变化，以及科室的设置变化所带来的问题，很多医院也优化了就诊路径，甚至提出了"中心"的概念，也就是以疾病为中心，以病人为中心，提升就诊体验。例如肺癌中心，那么到了这个中心的任何一个点上，都可以按照一个全面的治疗流程在各个节点上进行相应的转诊。例如肺癌，如果外科收到了晚期病人就转给内科，内科收到了能手术的就转给外科。

第二，绿色通道。比如心脏中心和脑卒中绿色通道，是围绕心脏或者脑梗这些事件展开的。通过评估判断有没有问题，是什么问题，是该谁处理的问题，然后归属到相应的医生治疗组去处理。作为主要负责人，如果病人同时还合并有其他疾病，那么再由他去请相应的科室来协助会诊。

第三，转诊机制。当然，大多数医院也设置了快捷的转诊机制，如果因手麻就诊神经内科，检查到一半发现是颈椎病，一半也会顺利转到相应科室，并且有"首诊负责制"这项核心制度的保障下，如果病人被转走之后发现不对，还是可以找首诊的医生负责，这条

制度的设置也是防止医生乱踢皮球。

第四，导诊。当下很多人来就诊也未必是因为发生了怎样的症状，而是体检报告发现了异常而选择就诊。这种情况下，你只需要和分诊台讲你体检报告的问题，一般都能够直接分到合适的科室。

总之，如果病人频繁挂错号，那未必是病人的问题，可能是医院引导就诊出了问题。科室的设置虽然是跟随科学技术和社会资源，甚至是医院人员结构，动态调整的，但调整之后，要让普通人能够准确挂到自己需要的科室，才能够真正符合普通人的看病需求。否则你让一个90岁的老奶奶独自去医院看病，她半个世纪都没有去过医院了，一定会站在门口，看着上面茫茫多的科室，像点菜不知道点啥的顾客一样充满了选择焦虑。

第三节　隐形枢纽：规范化＋人性化

我们讲到医院是一个庞大却又无比精巧的系统，庞大体现在广阔的院区设置，高级昂贵的仪器设备，完整规范的科室上，而精巧却体现在细节之处的起承转合，而这些目前仍然缺不了"人"的润滑。在本节内我会为你展示，在治疗疾病的过程中，还有哪些被你忽视的角色。理解他们的存在，你才会理解当下医疗机构的复杂性，也能理解疾病的康复是一个系统通力合作的结果，而不只是医生英雄主义的行为。当然，你也许同样能体会到一个医生和病人在系统内如零件一般的身不由己，即便这系统是为了拯救我们当中的大多数。

01. 社工／个案管理师：程序事务支持者

在医院刚出现的时候，医院里除了医疗技术之外，也存在各种需要人去解决的"事儿"。其实这个角色就类似于医生与病人的管家，更可能成为医生和病人的纽带，在今天一般被称作健康管理师，或者个案管理师，在历史当中被称为医疗社工。

在《民国时期医院社会工作研究》当中记载这样一段故事。一位男性病人，年30岁，在某印刷厂供职，月薪20元，现患左右肺长期肺结核病，需住疗养院休养。于是社工，当时也称为服务员，即前往西山某医院，代为接洽疗养事宜。

用现在的话讲，就是医院治得差不多了，但是还需要隔离休养，所以服务员帮忙租个房子，与他人合租，降低租金。之后病人经济条件仍然不好，服务员便往各处接洽，寻求助力，结果商得一美籍军官同意资助，病人才可继续休养。后面病人又有很多作妖的事迹，但是服务员都一一化解。

总体而言，服务员在此个案中，共有三部分工作，一为健康指导，例如其妻子来探望的时候，指导妻子如何看护，并且治疗了妻子的眼疾；一为职业介绍，如介绍其妻子入工厂工作；一为经济补助，为其补足治疗经费，因此在服务员的辛劳工作之下，病人最终恢复健康。

当代的医疗社工在国内目前是缺失的，一方面是没有合理的绩效激励机制，另一方面，国内病人的照顾多是由病人的家属来进行。但每位家属都要在很短的时间内学习什么叫做病历，发票有什么用，怎么做报销手续，在医院里如何不迷路，等等，是很难的一件事。所以，个案管理师也逐渐成为陪护病人就诊的主力，能更好地连接医生与病人，减少医生事务性的操作与无效沟通，尽可能让医生的注意力放在医疗上。

02. 师傅：病人勤杂好帮手

医院需要很多类型的"师傅"，比如我先说，手术室的工人师傅。这个在很多家医院都有，他们主要负责的是每台手术的房间清扫和整理，要在不同的手术间隙以最短的时间把垃圾收好，手术床上的治疗巾铺好。

而另一拨以搬运和运输病人为主的师傅，则是要负责帮忙把手术的病人推进房间，或者推床接走刚刚手术完的病人。这个"师傅"你别看听起来像是码头搬运工，但当手里要搬运的是病人时可就不一样了。在病人麻醉未清醒的状态下，搬人绝对是一个技术活。

病房里还有一批经常走动的，是"配送师傅"，类似于医院内的快递员。护士抽的血，从药房取的药，送的检查标本，陪病人去做检查，配送师傅可以说没有什么不能送的。当然，在现代化的医院里，也会有一些类似于盒马里面那种自动传输小车，可以在医院里四处传输的，虽然很先进，但是在关键的时刻，暂时还是离不开人的。

另一类，是陪护病人的护工师傅，近似于"月嫂"的工作，也就是照顾和陪床。我曾经待过的肿瘤医院，好的医生似乎还可以挑，但是经验丰富的师傅真的"一护难求"。有的护工师傅在一个科室待了十几年，对这个科的疾病和护理了若指掌，知道什么情况下应该要找护士要点止疼针、退烧药，能及时判断病人发生的情况，还能和病人聊天谈心，细致地告诉病人接地气的建议——手术后什么时候来复查，术后要注意什么。很多时候，护工师傅还会做点副业，比如帮忙复查的时候挂挂号，开开药，或者远程寄个报销材料等，也许可以成为你在医院的一个好帮手。

03. 输血科：为生命续力

在我们的理解中，如果临床上有人大出血需要输血，就要用到输血科。流程是先需要抽血，拿到输血科后进行配血，如果配血过程顺利，就意味着大概率输血安全，之后才会由护士取回血，为病人输血。

但是这里面的学问很多。首先，临床上大出血，血库就一定有血吗？没有上限的吗？通常不是。越是北上广，血的储备量可能就越少，因为靠本地人的献血，供应全国各地前来就诊的病人是很难的。通常来说，除了医务工作者之外，献血的主力军是大学生，于是每年寒暑假时就时常碰到"血荒"。那血少了怎么办呢？血库通常会根据血量的储备情况，向临床发布用血预警。在预警的情况下，一些明知道用血量很大的手术就需要暂缓。

中心血站也需要按医院的规模，将血的用量进行整体分配。所以输血科的工作并不容易，发生特殊情况就要向中心血站求份额，他们就像是家里的壮劳力，在外面要能屈能伸，在家还要面对嗷嗷待哺的孩子。

04. 药剂科：医生的第二双眼

"药剂科就是坐在窗口发药的"，这大概也是我一直以来的认知。但是在大型的三甲医院，甚至优秀的二级医院中，药剂科已经慢慢开始承担越来越重要的职能，比如监测药物的不良反应，对药物的血药浓度进行检测。

在大型的三甲医院中，每个科都会分配一位药剂科的同事进行定期的查房。临床医生往往只熟悉自己科室的一些药物使用，但是当多种疾病同时发生的时候，病人服药的过程也更加复杂，导致服药的时候的配伍禁忌成为一个问题。一些危重症疾病的会诊也经常会邀请药剂师参加，因为这类病人通常都会使用大量的药物，药物之间的关系，更需要药剂师把控。

另外，医院会定期在院内进行院内感染的细菌谱调查。不同的医院，不同的时间段，病人发生院内感染的菌群是有变化的，有的时候是金黄色葡萄球菌，有的时候是绿脓杆菌，而且越是医院内的病原菌，耐药性就越强，因为都是常用抗生素治疗筛选后的结果，能活下来的细菌自然"有点东西"。在进行几十种抗菌药物的药敏实验后，药剂科会给出近期院内感染的主要微生物类型和敏感的药物，供临床医生参考，以减少抗生素的无效和过量使用。

05. 病案室：两头的责任

这本是医院最不起眼、最不被重视的岗位和科室，相当于是一个仓库，但是它在当下医疗过程中的作用却相当重要。

一方面，病案室的病历信息是向病人开放的，所有病人的病案都保存在里面，如果病人需要从病案室复印病历报销，或者多年之后希望查询病历，病案室都能够提供帮助。

另一方面，病案首页重要性正在快速提升。所谓病案首页，就是病例里的第一页，不是病史，也不是医嘱，而是病人信息，以及接受治疗的全部基本信息。换句话说，这位病人是谁，住哪里，报销身份是什么，谁做的手术，住院医师是谁，实习医生是谁，哪些护士负责，做了什么手术，费用多少，诸如此类的全部信息。卫健委或者更高级管理部门通过这份病案首页的汇总，就可以获得各类医疗管理类需要的数据，监测一个医院，乃至一个区域的医疗质量。

在医疗圈里，流行一句话叫做"得病案首页者得天下"。也就是说，整本病历的价值虽然没有发生巨大的变化，但是在对医院的整体评估中，病案首页这个单项的价值就水涨船高了。在当下 DRG（Diagnosis Related Groups 疾病诊断相关分组），以及各类医院管理手段不断推行的前提下，病案首页可以说是统计医疗服务水平，以及参与医院间排名的主要信息来源。

所以，从你走进医院的那一刻，到你手术结束从病床上醒来，再到出院进行报销手续的过程中，尽管你只会看到医生、护士和其他一些匆忙的身影，但要知道，这途中可能有十几个人都在你身边做着他们的工作。而在这里，我希望你能见见他们，是这些人在纠正系统可能随时出现的错误和疏漏，也是这些人，支撑着系统中属于人性的部分。

第四章

病人：
应无所住，而生其心

第一节　什么时候看：取决于阈值设置

　　有人问我："我这里不舒服，要不要去医院看看？"这种问题其实比完成一个复杂的手术、分析一个疑难的病例更让人头痛。他认为，有点风吹草动就去看病，怕被人说尿，一直拖着不去看，又怕被人说心大，于是就想征求我的意见。我发现，看病者内心仿佛存在一个"阈值"，超过阈值就坚决去看，没达到就不想去。但这个阈值，人和人的差别实在太大了。

01. 认知偏差可以曲线校准

　　阈值，也可以理解为心理接受程度，超过这个接受程度，你就想去看病，没到这个程度，你就想忍忍。

　　人与人之间的认知习惯是不同的，同样都是腰疼，有的人可能去看了几十次医生，有的人可能一次也不会去。这不仅仅是人对于腰疼这件事的理解不同，也可能是每个人腰疼的程度和频率不同，更有可能是人对自己健康和生命的重视程度不同。

我恐高，所以我踩到玻璃栈道腿都软，但是有些人无保护徒手攀岩却觉得很刺激。尊重个体之间的差异，而不是定义为差距，这对我们理解看病这件事尤为重要。并不是频繁去看病的就是"没见识、胆子小"，也并不是任何疾病都扛着的"淡定"就有价值。

即使在一个人一生的不同阶段，认知也是会发生改变的。作为一名医生，我在高中的时候认为自己浑身都是病，瘦弱、贫血，所以看到尿蛋白有一个加号都认为自己"肾虚"而紧张就医。但是看过几次发现问题不大之后（或者说也没解决什么问题），就开始转入了保守状态，直到学医之后，看病的阈值急剧下降（就医意愿更迫切），这是因为我了解到，导致瘦弱和贫血的原因可太多了，所以就医的意愿进一步加强，只不过大多都是通过和带教老师的咨询完成的，否则挂号费可能就要让我因病返贫，这就是"医学生综合征"所带来的奇妙体验。

有些同学的看病阈值甚至降到离谱的程度，他发现自己胳膊上的肌肉跳动了一下，马上去找神经内科的老师问自己是不是得了"渐冻症"，因为肌肉束颤是运动神经元病的初始症状之一。这种阈值甚至会逐渐逼近零点，也就是只要有一点不舒服就去看病。

医生对疾病的认知阈值是在理论知识的学习和大量的经验上培养出的直觉，这需要很长时间的积累。我记得我刚值夜班的时候，碰到病人说胸闷就紧张得要命，怀疑是心绞痛发作，生怕错过抢救病人心肌梗死的关键时期，任何事情都尽快通知上级，害怕出事情担责任。但是值了很多班之后，就慢慢放松下来，就可以通过经验判断一个病人是不是"没大事儿"。所以医生也在培养"看病阈值"，这与你没有什么不同。

然而，当进一步接触医学和真实病人之后，一位医生对疾病症状，以及对治疗局限性的了解更多后，看病阈值也会有一定的回升，甚至高于了最起初的状态。

而最终的状态，大概就是所谓的"完美阈值"。

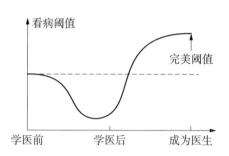

最完美的"看病阈值"是——不该看的时候不看，该看的时候去看。越接近完美阈值，我们的生活才会越少受到"看病"这件事的影响，这也是我们无时无刻不在追求的最佳状态。无论认知情况如何，每个人都应该尽力让自己的"看病阈值"调整到更合理的状态，在"讳疾忌医"和"疑病从有"之间寻找一个平衡点。

02. 重要参照：症状频率和难受程度

如果你希望通过一篇文字来了解判断去就诊的标准，很可惜，我无法给你答案，我甚至无法集合各个科室列出一个表格作为参考，因为疾病的表现过于复杂，而且大部分人对于症状的认知也不一样，例如头晕和眩晕的含义，就有很多人是分不清的（头晕，感觉头昏、头涨；眩晕，是感觉天旋地转）。但如果真的要说有什么标准可以进行评估，那么我认为是症状发生的频率和程度。

首先是频率。假设你除了吃坏肚子会连着几天腹泻之外，几十年都是每天早晨起床的时候固定排便，那就是正常频率，即便你几十年都是两三天一次排便，但一直很稳定，这也是正常的。但是如果你近期明显感觉到似乎三四天才来一次大便，有的时候还会出现便秘，这就说明你的排便习惯发生了明显的改变，应当就诊。频率的变化还包括排尿的频率、眨眼频率、胸闷频率、忘记事情的频率等等。

然后是程度，这个就更难量化。比如在绝大多数的电视剧里，每当主人公剧烈咳嗽的时候就总会用白手帕捂住嘴巴，下一个镜头必定就是这个手帕上有血，那这个人物就要领盒饭了。没错，出血本身就是一种很可怕的症状，所以才会让人紧张。哪怕是那种每天叫嚷着"抽烟不得癌，戒烟才得癌"的老烟枪，只要看到自己咳血，一支烟都不会再抽的。因为出血本身就说明疾病的程度，这种程度足以让人产生去医院看看的念头。除了各种类型的出血之外，程度严重的症状还包括疼痛、憋气、晕厥（头晕导致的短暂意识丧失）、眩晕（天旋地转）、吞咽困难等。

也有很多症状的程度看起来很轻，比如咳嗽，很多人就并不会想到去医院。但是如果你很多年来都有咳嗽，但近期咳嗽加重到睡不着觉的程度，经常半夜咳醒，当然需要去明确下病因，至少要用一些药物来缓解症状。言外之意就是，如果这种症状已经严重到影响正常生活，也值得你积极地处理。诸如此类的还有：食欲减退、恶心呕吐、反酸烧心、排尿困难等。

频率和程度其实是有一定医学上的临界值来帮助判断的，例如发热，成年人 38.5℃ 以下的一般可以先观察，而 38.5℃ 以上的建议就诊。如果已经接连两三天因为恶心呕吐没法正常进食，也需要就诊，防止严重的电解质紊乱。另外如果有任何症状持续一周以上并且仍然在不断加重，都是需要就诊的指征。因为任何看起来不起眼的小毛病，都有可能演变成大麻烦。

03. 金基准：病程

病程，是一个疾病从发生、发展到康复治愈的全过程，不同的疾病是不一样的。这需要你接触更多的疾病，陪护更多的病人，关注更多的病人真实故事，才有机会了解一二。本书第一章的主要目的，也是希望通过一些常见疾病，让你理解医生的脑瓜里都在想什么。

以咱们最常见的感冒为例。虽然常见，但每年因感冒死亡的人大有人在，之前火爆全网的"流感下的北京中年"就揭示了这个非常可怕的现实，一个老年人仅仅因为一场感冒，就住进了 ICU，花光了家里几乎所有的积蓄。但这是不是意味着，只要感冒我就应当去医院呢？并不是。大多数情况下，即使来了医院也做不了什么。如果你理解感冒这个疾病的病程，可能就能从另一个角度理解看病这件事。

我们在得感冒的时候感觉是怎样的呢？第一天出现发烧，一般是不会去看病的；第二天继续发烧就感觉扛不住了，但是还想再忍忍；第三天发烧更高了，忍不住去了医院，查了血发现白细胞并不高，认为是病毒感染，医生就不会开抗生素，抗病毒药物的作用也有限，于是医生就开点退热药让你回去了；你吃了药之后发现自己第四天烧一点也没有好，就去另一家小医院开了点保健药；第五天烧退了，你因此认为之前去的医院都是骗人的，以后如果感冒就直接奔赴万能的小医院开保健药就好了。

但凡有点医学常识的人都知道，这样理解是不对的。疾病有它自己特有的病程，感冒就是需要大概三到五天的时间调动免疫，体温也是机体调动免疫的一个指示灯。感冒从潜伏期，到出现发热、咽痛等症状，后面再转为流鼻涕、嗅觉味觉减退等，结束之后还会留有一段时间的咳嗽，这就是这个疾病正常的病程。

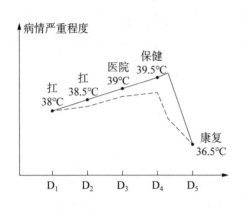

即便在你患病第一天到医院，会改变疾病的病程么？大概率不会。因为在感冒这件事上，医院能做的很有限。有些治疗能够降低疾病的致死率，有的能够缓解症状，有的能够缩短病程，也就是图中虚线代表的转归模式。对于感冒这个疾病，几乎没有一针就灵、药到病除的办法。

那么在出现相关症状第三天，有没有可能不去医院呢？换句话说，我如果第三天不去医院，会不会耽误病情呢？

只能严谨地说，如果久病成医，或者你已经有一定的医学常识，可以在家中根据自己的"阈值"进行判断是否可以不去。虽然"别扛着了去医院看看吧"是我们常听的话，但事实上除了排除严重的合并症，排除病毒感染之外的细菌感染、肺炎之外，医院也无法做更多。所以如果你年轻，又没有出现严重的并发症，继续休息也仍是一种可行的方案。如果是中老年或身体有基础病的病人，就诊就需要更积极一些，目的也是尽可能减少因为基础病恶化造成的伤害。

如果换一个例子，假设一个糖尿病病人，突然发生意识模糊，家中测血糖提示血糖28mmol/L，那就需要立刻就诊，这种情况很可能是发生了"酮症酸中毒"。这个疾病的病程发展很快，但进行医疗干预之后也可以迅速康复，延迟干预有可能因病人昏迷造成严重的后果。

这说明，我们至少应当对自己的身体状态和一些"老毛病"有很好的理解和认识，甚至要成为"半个医生"，才能识别需要就诊的紧急情况，在发生严重后果之前寻求帮助。因此本书并不是个武功秘籍，它可以被当作武功秘籍的"批注"和"导读"。

04. 状态从不骗人

即使大家对疾病的认知必然是最重要的，但即使你什么都不了解的情况下，你也可以通过对身体状态的认知判断是否需要就诊。换句话说，你要懂得观察自己和别人的健康状态。

这就好像你家来了个好久不见的亲戚，你觉得他瘦得都脱相了，脸色也非常不好，你可能就会关切地问一句："你咋最近看起来这么憔悴了？"这个"憔悴"，其实就反映的是病人整体的身体状态。

急诊科的老护士，一个比一个眼睛毒，她们有办法判断这个人到底是不是要紧急处理的。通常在急诊，如果同时来了两个人，一个大喊大叫，另一个在角落默不作声，理论上，急诊科护士会优先安排在角落默不作声的病人先就诊。

呼吸窘迫面容

急性喉炎是急症中的急症，因为喉是人呼吸的关键要塞，一旦堵塞，人瞬间就会死亡。但是急性喉炎只要采取紧急手段来干预，无论是用药还是插管，甚至气管切开，都能够有效地挽救一个生命。这类急症通常是由于过敏、感染等因素引起。除此之外，气管误入异物导致的呼吸窘迫更为常见，新闻中不乏听到孩童咽喉中卡入花生导致的悲剧。无论如何，当你看到身边的人陷入窘迫的状态，都应当伸出援手，如果没有其他人懂得帮助，但你碰巧了解过海姆立克急救法的话也建议一试。如果不会，至少应帮忙呼救。

贫血面容

面色苍白，唇舌色淡，表情疲惫，见于各种原因所致的贫血。各类原因造成的出血通常都是疾病的一些征兆，但是很多并不是以出血的形式体现，因为很多隐匿在身体内部的出血是很难察觉的，但是任何持续的出血只要达到一定程度都可能会反映到身体的表征上来。

甲亢面容

眼裂增宽，眼球凸出，烦躁易怒，常见于甲亢。当然，我年轻的时候也觉得自己有甲亢，因为太瘦了，所以总是疑神疑鬼的。结果去测了甲状腺功能，一切正常，那我也就因此放下心来。

消瘦面容

面容憔悴，面色晦暗，目光暗淡，见于慢性消耗性疾病导致的体重明显下降，如恶性肿瘤、肝硬化、严重结核病等。如果一个中老年人近期没有进行什么有效的锻炼和饮食控制，但是体重却有了明显的下降，先别以为自己减肥成功了，还是去医院系统性地进行一下检查。

总结一下，要不要去看病这件事，对于普通人来说，最关键是要通过前面构建的医学思维来想明白两个根本问题。

第一，不去会不会出问题；第二，去了能解决什么问题。

但我个人偏保守的观点是，在出现一个新问题自己无法判断时，还是去一趟医院，哪怕医生很快就把你打发回来，你的心情也会放松很多。但万一查出什么，医生嘴里的"幸好来得早"，可能是每个来看病的人最不幸的万幸了。

第二节　去哪儿看：知己知彼稳且准

上一讲我们谈到了医院从一个舶来品，逐渐成为了中国土地上医疗行为的主阵地。它是由钢筋水泥铸成的一栋栋林立的高楼，像一艘航空母舰提供着完整的救治系统，而这系统宏大和精巧，分别体现在科学技术的先进性，以及其中流露出的人性。接下来，我们就要更深入地去探讨，在当今的医疗体系下，如何选择医院，如何选择医生。

相似的话题在前作《病人家属，请来一下》讨论过，但在本书的背景和目的设定下，我们会更关注理解不同类型的医院构架的逻辑，权威医疗榜单的设置逻辑，以及医疗行为里医生收治病人的内在逻辑。这未必给出一条评价"某医院是宇宙第一""某医生是杏林高手"的标准来，但我想你会对医疗现状有个基本的认知，从而做出符合自己情况的选择。

01. 公立医院 vs 私立医院：不差钱时看病情复杂程度

公立医院和私立医院的根本区别是出资主体，国家出钱建立的医院是公立医院，而民间财团和投资者建立的医院就是私立医院，或者称民营医院。这并不像我们想象的那样，认为公立医院就是给老百姓看病的，而私立医院就是给有钱人看病的。

医院的由来本就是提供一个就医的场所，那么本质上医院应该做的事情就是治病救人。但是随着现代医学的发展，我们也意识到，只看病解决不了两个非常关键的问题。

第一是教学，没有教学的传承，我们老了之后谁给我们看病？

第二是科研，没有科技的进步和自主知识产权，这家医院也会因缺乏核心技术慢慢沦为二流。

所以公立医院除了正常的诊疗工作外，还更多承担了社会职能和公益职能。例如，为社会培养更多的医学人才，在抗震、救灾、疫情的时候派队伍前去支援，进行社会的医学科学普及工作，到基层医疗机构"下乡"等。因此医院就需要一套匹配的教学、科研的行政管理人员，这些人员的架构其实增加了系统的复杂性，既是负担，又是稳定病人群体的主要来源之一。一家综合医院有数千上万名员工，每个员工的朋友、亲戚都有可能因为认识员工而选择这家医院看病。

相比而言，私立医院的业务结构就很简单，它只需要拆解出一个非常明确的医疗业务模式即可。比如白内障手术，只要安排一个医生，一个护士，器械消毒设备人员，再加上生产资料，也就是人工晶体，就完全可以批量化地开展白内障手术的工作。如果加上一名司机还可以做流动手术大巴车下乡服务。私立医院还可以采用在编职工和编外兼职医生结合的模式，因此，从短期的医疗行为来看，私立医院明显是更高效的。

换句话说，私立医院通常更偏爱可以独立开展工作的科室，这也是私立医院现在发展相对迅猛的原因之一，特别是在一些特定的专科上，例如口腔科、眼科、整形科、产科等。如果注重效率和体验的病人，当然可以考虑选择私立医院。

但不是所有的疾病都可以像这样独立操作，比如胸外科，需要凑齐外科、手术室、麻醉科、监护室等一套班子才能勉强开展，这还不包括发生意外之后需要的输血科、心内科、肾内科的保驾护航。

曾经一个朋友到私立医院产科生娃，在生娃前就需要筛查很多疾病，但凡出现一样合并症的产妇都会被推荐到公立医院去，换句话说，私立医院更擅长处理"病情简单"的病人。这个"简单"当然不是说操作简单，毕竟到私立医院的医生通常都是公立医院身经百战后跳槽过去的。但由于缺乏必要的配套设施，因此，复杂的疾病就更适合在公立医院处理。

另外，私立医院为了能够获得持续的口碑，对于服务态度的要求是更高的，因此病人能够在私立医院获得更好的体验。很多学者认为医疗不应是服务，但是我认为纠结于这个字眼没有太大意义，作为一个正常人，我即使能够理解医生看病是为了让我健康而不是让我开心，我也真的不希望在我对医生毕恭毕敬的时候，医生对我的态度是不友好的，还美名其曰"都是为你好"。当然，疫情后我们也注意到，很多公立医院也逐渐意识到就诊体验的重要性，也在不断改进。

很多人认为私立医院沦为了金钱的奴隶，它的一切行为都是逐利的。其实这点我并不同意，无论公立医院和私立医院，都有着盈利的需求，公立医院一样需要创收来养活自己。

所以医疗在商业逻辑上和其他行业是相通的，并不一定是高高在上的，任何行业都是要用良心做事，创造社会价值，同时克制自己无限的欲望。做老百姓放心的美食、开老百姓放心的飞机、盖老百姓放心的楼房和提供老百姓放心的医疗本质上并无不同。

选择关键点：报销比例、病人体验需求、病人自身基础疾病情况。

02. 专科医院 vs 综合医院：看病情复杂度的范围

我在江湖人称"三甲收割机"，我待过两家专科三甲医院，分别是肿瘤专科医院和呼吸疾病专科医院，也待过两家综合三甲医院，我现在所在的上海市第一人民医院就是一家三甲综合性医院。

专科医院这十几年，真的是腾飞的十几年，我曾经短暂待过的肺科医院在 10 年前的各大医院排行榜上一点存在感都没有，而现在胸外科在复旦版《2020 年度中国医院专科综合榜》上，综合排行榜与声誉排行榜双双位列全国第二名，远远超过了许多巨无霸型的大医院，年手术量 15000 台，甚至超过了一些地区手术量的总和。

但其实，无论是专科医院还是综合性医院，都有它独特的优势。

专科医院的优势是在某一领域内能提供更为专业的治疗和服务。专科医院只需要治疗一种疾病，因此可以把这一种疾病做到极致，甚至能把这一种疾病的治疗都拆分成更小的科室去针对性作战。我们可以理解，如果一个医生每天只做阑尾炎这一种手术，做上 10 年，是不是闭着眼睛都会做？假设我得了阑尾炎，我是不是找他就很放心，而并不需要找一个又会做阑尾炎又会做乳腺又会做胃癌的医生？

如果是肿瘤类问题，专科肿瘤医院可以有外科、内科、放疗科、病理科、中医科、康复科等科室可以围绕肿瘤这一个问题让你一站式解决问题。早期可以手术，中期可以化疗，晚期还可以给你安宁疗护的帮助，有的医院还有音乐治疗师。所以你看，专科的优势是在一个单独的病种上做到极致。

专科医院又根据疾病的特殊性，衍生出口腔医院、五官科医院、精神病医院、肿瘤医院、肺科医院、结核病防治医院、妇产医院等。专科医院精准地踩了一波互联网红利，当我们在百度中搜索疾病关键词的时候，专科医院更容易成为被搜索到的第一条结果。

相反，综合性医院的优势就是全面，通常涵盖60—100个科室和几乎全部已知疾病。病理科也不只服务于肿瘤，还包括更多非肿瘤的良性疾病，因此如果是身体合并很多基础疾病，专科医院有很多问题解决不了，但是在综合性医院就可以获得很全面的会诊。

因此，如果你的家人确实身体情况比较复杂，需要多个科室保驾护航，那么综合医院是你更好的选择。而如果你的疾病在某个专科内相对复杂，例如你身上有多处肿瘤的问题你可以选择肿瘤医院，而如果你肺癌又合并肺结核、肺气肿，那么可以选择肺科医院。

选择关键点：专科病复杂性，自身情况的复杂性。

03. 三甲医院 vs 社区医院：看技术难度普及度

社区医院，通俗地来讲就是属于一个社区的卫生医疗服务机构。

目标是让小病能够在家门口就能解决，从而缓解就医困难和大医院的接诊压力，是三甲医院很好的补充。当然，目前社区医院在实际执行层面上和目标确实存在差距。除了提供防疫工作如幼儿疫苗接种之外，部分社区医院也可以开展输液、抽血等卫生医疗服务。当然，各省市、地区的社区医院能做的未必一样。

我们很多化疗的病人回到当地的时候，我都会建议先去社区医院问一下能不能抽血和打针，这样在监测血象的时候就更加方便，如果白细胞低，病人可以用我已经开好的药物和注射证明，让社区医院的护士帮忙打针。

我也碰到过一些病人和我反映，说他的家人已经两周都没有吃什么东西，每天就是喝点酸奶吃点稀粥。我问："你们为什么不去社区医院挂点营养液呢？"他们都很诧异，问："社区医院能挂营养液？"一打听，还真的可以，第二天就去了。

特别是在安宁疗护这一块，晚期的病人往往没法收入三甲医院，但是在家里又有种种问题无法解决。社区医院这时也可能帮病人进行简单的操作和药物处置，让病人能够在离家不远的地方解决问题，然后回到家庭中走完最后一段路。

因此，三甲医院和社区医院从来不应当是一道单选题，如果发生疾病的时候，你应当知道有社区医院的存在，并且积极地去了解你当地的社区医院能够做什么，有的时候会有意外的惊喜。

选择关键点：多了解，拆解三甲医院的基本医疗操作。

第三节　找谁看：把主观能动性用在刀刃上

选择医生很难脱离开人情世故的讨论。我这里并没有办法告诉你如何选择最好的医生，因为这是个伪命题，本身就不存在最好的医生，只要你找到的医生能够帮你解决问题，那都是好医生。

而我们需要梳理的是如何找到好医生的思维逻辑，以及理解医生在医生团队中的价值，从而根据自己的实际情况，争取用最小的时间成本或代价去找到让自己满意的医生。

01. 熟人介绍：流程有空隙，方案没余地

我想，不管你有没有生过病，从小到大，你肯定没少听过这样一句话——让谁谁谁帮忙打个招呼。首先，中国确实也是个人情社会，在承认这个大前提下，我们来探讨找人看病的问题才更真实。如果这个时候我和你说，不要信熟人的，所有医生都是优秀的，你一定觉得这是脱离实际的。

如果我家人生病，我找谁呢？我肯定找同学啊，同学就是我的熟人。那我既然确定知道哪些同学是靠谱的，那找他们一定是最好的选择。但对于没有医生朋友的普通人，当家人生病后，一个普通人的做法是，先尽可能问身边的人有没有认识医生的，在获得了一些选项之后（一般都能通过些许途径接触到医院职工），他就要开始选择，信还是不信，在许多选择中，更相信谁。我就接触过这样的求助，我这边忙了半天帮忙打好招呼，对方说不好意思，通过邻居联系上了。过会又说，那个关系不好使，还是得找我，我又和专家说好了第二天过来，结果第二天专家等到中午问我那个病人什么时候到，我问明白之后才发现他最后还是没过去，于是和专家表示了歉意。但这个病人，我肯定是不敢再帮了。你把对方当熟人，对方把你当工具人。

医生真的会对熟人给予特殊的关照么？

曾经一个刚刚毕业的小师弟在急诊的时候和病人沟通，险些被病人揍了一顿，我从第三者的角度发誓，他真的是一片好心。事情是这样的，我和他当时正在交接班，一个胆管炎的病人在急诊留观两天了，想要住院，家属看到旁边的留观病人比她晚来的都进去了，但她还没有进去，就去咨询医生。

从病情上，其实她的疾病是可以在急诊继续留观的，等到床位腾出来再安排就可以了。当然，急诊的环境比病房肯定是要差很多的，所以想住病房的心情非常可以理解，这个师弟就讲了这样一句话："你自己有什么关系么，要不要去找一找，可能住得快一些。"

家属当时就爆发了："你们这什么医院啊，合着我们普通老百姓没钱没关系了就不配住院了是不是？"

后面我真的是帮着好一顿解释才把家属安抚好。其实从师弟的角度来说，急诊留观的病人住不住院，和他没有任何关系，病房总是空出床来才会收急诊病人，而且胆管炎的病人不需要外科手术，并不是外科最优先收的手术病人。所以师弟一边在和住院部催床位收，一边又希望能够通过病人家属的私人关系去加速这个过程，但最后只是一个承接了这份怒火的倒霉孩子罢了。

所以说，回到刚刚的问题：医生真的会给熟人特殊的优待么？确实会有关照。不然这么多年了，为什么病房里的病人个个都希望"打招呼"，为什么各种行政的人员带着病人来住院部找主任看片子，还不都是为了图个方便，图个安心？人人都反对特权，人人又都希望自己获得特权，如果说医疗是一个社会的缩影，那么这个社会上一切的明规则潜规则在医疗行业也势必会存在。只不过，医疗进步的目标，就是要用制度让医疗资源平等分配。

但熟人的帮助，通常都只限于流程上，而并非医疗行为上。

医生的确可以从流程上优化你作为病人的体验。收入院速度快一些，安排床位可以安排相对小的房间，相对靠窗的位置，出院的时间和你商量着来，可以帮你远程看一眼报告而不需要你千里迢迢来就诊。但对于医疗结果来说，个人觉得没有差别，毕竟医生的能力、医学技术都摆在那，这些因素不会因为面对的人熟不熟悉而改变分毫。反而涉及复杂手术时，还会有熟人或近亲回避原则，担心因为情感因素而影响手术操作。

熟人关系只是医生是否会额外关照的一部分因素，病人是不是善于沟通，可能比"熟人关系"对医生行为的影响更大。

我经常见到医生同事带来的所谓熟人，来了之后就和护士大吵大闹，明明已经算是很照顾他了，他却不以为然，觉得医院都应该按他说的做。这样就只会导致两个结果，第一，这个同事以后也不好意思再带病人来了；第二，尽管是熟人，医生对他可能会公事公办，而并非优待。然而在我的内心，对一个病人"公事公办"，医生会下意识进入防御状态，这通常会影响实现"有效的医疗"。

另外在医疗行为上，作为医生和病人都万万不能动特殊照顾的心思。有个领导曾带来一位病人要求尽快手术，检查还没做齐呢，但既然是熟人托的，一位医生想了想立马就把病人拉上去手术了。手术后病人意外地出现了心梗，人没了，再往回查病史，却发现他入院之后连个心电图都没做过，医院方根本无法判断病人之前有没有心梗的基础，之前是否应该做进一步的检查和控制，来减少心梗发生的风险。于是病人家属把医生告了。但你有没有发现，中间的熟人哪儿去了呢？早就不见了！和医生和家属全都保持失联的状态。不要考验人心，因为人心经不起考验。

还有的病人会觉得，只要打了招呼，伤口就会给我缝得美观一些，费用就会收得便宜些，手术就肯定是主任亲自动刀。我只能说你想多了，你在意的，其实是医生有没有足够照顾你这件事，而不是医疗是否有效。

02. 年资高不等于啥都好

医疗行为通常是由一个团队完成的，这个团队自然会有老中青三代医生和各级护士，每个人都各司其职才能最大效率地完成工作。主诊医师自然要把控手术的质量，但年轻医生也要负责他职权范围内的部分，例如缝皮、换药、术后护理等。你非逼着一个几年都没缝过一次皮的老专家去给你缝，你怎么就确定他一定缝得比天天缝皮的小医生还好？

主刀医生主管医疗质量，他是对整个过程负责的，他知道什么事情应当交给谁来完成。而且在一个成熟的医院，医疗技术都是相对成熟的，医生都是按照规范的操作流程操作，理论上谁来做区别不大。从诊疗量来看，你所接触的中国绝大多数医生，他的经验都远超国外的同等级医生。

你如果担心医生因为不把你当熟人，就会拿你练手，甚至坑你，那可就真的把医生想复杂了。这个世界上，你和你的医生都是真心希望你能好起来的，因为如果不顺利，他也同样要为糟糕的医疗后果买单。无论对于医院、科室还是医生个人，疗效好说明核心技术过硬，会获得更多病人的信任。因此，在这一点上你大可放心。你和医生熟不熟，影响的顶多是就诊流程的体验，不会影响医疗结果。即便是在舆论上出现的"恶医""庸医"，从引起的各方声讨的文章来看，如果你理解医学思维，你就能分辨其中有些实际上是临床的不确定性带来的。从"果"倒推"因"，我们每个医生都会犯错。

这也是现在很多医生团队关注个人品牌的原因，个人品牌并不只是通过科普和讲课做出来的，是一个一个病人服务出来的。你服务好一个村里的病人，可能以后这个村都会被你承包，你服务好一个学校的校长，可能他会给你带来一个学校的潜在的病人。"病人多，人手少"是低年资医生的感受，到了一定的年资，医生更希望找自己的病人多起来。这个逻辑并不代表医生主观上希望更多人患病，而是希望在病人总量不变甚至减少的情况下，找自己的病人越来越多。这种心态很像高考，尽管你和同班同学都要竞争，但你们并不会觉得如果 A 考上了，B 就要落榜，除非这个大学全国只招一名学生。

所以，医生也是需要经营病人群体的。当你知晓了这个逻辑之后，你就更理解医生在意什么，需要什么，然后通过改变自己的待人接物法，让医生了解你的价值，也许会主动为你提供方便。一个小小的建议（范例）是，你问医生哪里可以给他打好评。别小看这个举动，换位思考：假设你是医生，你首先得到了病人的认可，然后看到病人撰写的一大段真实病患故事，这段故事未来可能会为他获得更多潜在病人，那是不是会对治疗起到正向激励的作用？这和夫妻之间真诚地赞美，师生之间真诚地感恩，读者对于作者的高分评价没有任何区别（绝对没有别的意思）。

03. 网络就诊：舍流量取专注度

首先，我认为无论是先找到一家靠谱的大医院，然后再在里面随便找个医生，或者直接找到一名熟悉的或者口碑好的医生，无论他在哪个医院，两个思路都是没问题的。关键就在于，你需要评估你的社会资源，究竟是离某个医院更近，还是离某个医生更近。

但现在大多数人没有过硬的社会关系，没有办法判断哪个医生好，于是在看病之前都习惯在互联网上查一查。这很正常，也很必要，只是需要明白互联网上流量一般的未必是差医生，流量好的未必是好医生。

这就产生一个无解的悖论，你无法通过互联网口碑和流量进行理性地选择。在进行互联网平台搜索的时候，选准关键的平台，找准关键的信息，并且能够自行判断就很重要，但什么平台靠谱，什么信息靠谱，变化是很快的。我曾经也尝试推荐一些公众号和平台，但是推荐之后没两年，平台就没了。

首先，你至少可以通过互联网了解一个医生的职称、学术认知和主攻方向。这就像你调研一个企业和产品是类似的，在"人的精力是有限的"这个大前提下，如果一名副主任以上级别的医生，专攻妊娠高血压疾病（妊高症），或者专攻吸脂手术，学术任职也与此密切相关（至少反映他在这个领域获得更多的同行评议机会并获得认可），发表的论文也和这个领域相关，甚至有自己的专利技术，所做的科普内容也关于这个疾病，那我觉得，你大概率可以相信他。

当然，如果你要批判性地认为，学术任职多的也未必好，有专利的也未必好，那这个问题无解了。但至少一个人所有工作行为的密切相关性，会让你更相信他是个专注的人。相反，如果一个网红医生凡热点必蹭，那也会损失在病人心目中的权威性。

另外，大多数医生其实是不擅长表达的，更不擅长从病人的角度思考。这不是因为他们缺乏人性，而是因为医生的教学路径，就只是从疾病的发生发展、症状、体征、辅助检查、治疗的顺序开展的。医生也不是专业演讲人，大多数时候会给人一种呆呆的感觉。但是你可以从他的话语当中感受到他的朴实和对专业的专注，有时通过一个小视频你就能认定他可以作为你的医生，这种眼缘儿，经常比客观的指标更能让你作出选择。

你要时刻记住，你找的并不是一位播音员或者段子手，而是一位医生，他把他的专业讲明白就能够让你信服。另外，当代医生进行科普，也同样是希望拓展业务，这也应当是一位认真、执着且追求进步的人。

第四节　体检：几乎是唯一有效的常见病预防捷径

在前面对于疾病的探讨中，我们了解了，大部分的"大病""重病"都没有明确的预警信号。因此，尽管被许多人诟病"体检无用"，我们还是要承认许多人因体检获益，仅因体检而受害的情况仍属罕见。定期且有效的体检，仍然是目前为止，预防生活重大变故最有效的预防办法。

在探讨如何选择体检和结构体检项目设置的逻辑之前，我们首先需要确定一个基本的定义，即何为"有效体检"。在本书的语义背景下，我们希望有效的体检是一个修改命运的按钮，按下它未必能够消灭疾病，但是可以在更及时的时机，用最小的代价来修正疾病给人生带来的灾难。就像是地震发生之前，一个声音在你的脑海里回荡：快出去，马上！

01. 接受医学的局限，追求医疗的有效

我们讲回"闺蜜养老团"这个例子。在结婚率下降、少子化、

老龄化、小家庭单元为主的社会结构下，类似的"结伴养老"将越发成为人们心中一种美好的愿景。既然闺蜜养老这件事发生的社会基础是，我们无法信任和依赖婚姻关系、亲子关系、家族关系在养老这件事上带来的安全感，那么既然人性在养老这件事面前经常暴露出丑陋的一面，我们就不禁对选择"怎样的闺蜜"来结伴养老这件事产生好奇。这就像饲养宠物的初衷通常是宠物的可爱、给人带来的陪伴，而伺候宠物的吃喝拉撒是我们为了获取宠物心灵上的陪伴必须要支付的可以接受的代价，但通常不会是饲养宠物的主要目标。同理，伺候"瘫痪的闺蜜"也一样不是闺蜜养老的初衷，于是闺蜜是否身体健康，有无早发脑中风家族史，是否配备了充分的养老重疾（含长期护理）保险，也许会成为"闺蜜养老团"的入会标准之一。

在这样的情况下滋生出有效的体检的基本目标，就是通过一定的技术手段探查一个人身体发生的异常，从而：

① 判断一个人在未来产生重病的可能性，② 提前干预改变结局。

但凡不涉及这两个目的的体检，都可以被称为无效体检。

何为重病？对此，医疗有医疗的定义，保监会有保监会的定义。重病也许是对身体产生很大伤害的、威胁生命的疾病，但同样也可能是因"没有死，但残了"产生高额生活负担的疾病。

脑血管事件，无论是脑出血还是脑梗死，都可大可小，我的奶奶自我十几岁开始发作脑梗，至今已三次进医院，数次行手术，无法正常言语，大小便失禁，已在几个孩子的家里侍奉了近 20 年。

它没有缩减生命，但却将几个家庭的生命无情地偷走了 1/4 的时间用于照料。

尽管我们无法由结果倒推，但仍然有一种可能性，就是我穿越回 20 年前，带奶奶做一次体检，发现了一根脑血管存在严重狭窄，并进行介入治疗。当再次回到现在，也许 82 岁的奶奶不是瘫痪在床，而是看着自己可爱的重孙破坏自己辛苦经营的菜园子（60 岁进行冠脉支架手术的 83 岁的曾外祖母正在经历这一切）。

2020 年由中国保险行业协会、中国医师协会联合发布的《重大疾病保险的疾病定义使用规范》为我们展示了保险行业对重病的最新理解，这是非常有价值的一步。

正如人类的疾病谱正在从传染性疾病转向由自身局限性产生的肿瘤类、退行性疾病，重病也在发生结构上的细微改变。甲状腺癌虽然叫做癌症，但是早期的甲状腺癌对生活的影响微乎其微，轻度脑中风虽然也算脑梗，但这是由于影像学检查的精密度带来的，病人也许没有任何感觉，也不能算重病。所以对这两项检查的过度体检，会慢慢因为重疾的调整而回归正常。

另外，严重慢性呼吸功能衰竭纳入了重疾范畴，这让老年人中最常见的慢性阻塞性肺病病人得到了重视，他们所进行的呼吸支持、护理支持，以及反复急性发作的肺炎治疗费用，都能够获得合理的资金保障。

在科技迅速发展下，重病的疾病定义其实也在快速迭代。我们很难预测哪个疾病接下来会因为一项新型的治疗从重病中删除，也很难预测哪项新技术会进一步延长人的寿命，但同时需要付出巨大的代价，因此成为了新的重病。

正像我们为举办婚礼去咨询婚庆公司时，婚庆公司的逻辑是尽可能通过提升你对婚礼的心理预算，从而推荐更多可以计价的项目（花篮、豪车、红酒塔），体检项目的设置也大概如此，通过项目的"市场价值"来定义体检套餐的价值，通过套餐的"市场价值"来体现对员工和家人的关爱程度。

有效的体检，一定是在现有科技手段的有限性的基础上，跳出疾病的范畴，从社会的角度思考人可能的恐惧感来源，从而进行体检项目的设置，而我们普通人的选择，也同样应该从这个角度出发，认可医学的有限性，也追求医疗的有效性。

很多人都认可体检，但都在抗拒体检，包括我自己也不是体检的狂热爱好者。一个重要的因素是目前的体检可以被称为"有效"的不多，很多单位给职工安排的体检项目也都更像是一种体现"员工关爱"的形式。

除此之外，体检还是一项反人性的活动。虽然所有人都认可体检的部分价值，也会劝说自己的父母体检，但是放到自己的身上，只要不是单位要求的入职体检，大多数人都会尽可能推迟去体检的时间。包括我自己也会想，日子已经过得很艰难了，还要在没什么毛病的时候选择体检，有这个没事找事的时间和精力，还不如去找找乐子，比如睡觉，毕竟这也是对保持健康所做的一种努力。

更何况，做体检的过程往往并不愉快。体检，意味着你总要暴露自己的身体，给医生这戳一戳，那捅一捅。体检还需要早起并且不吃早饭，有的检查还要憋尿，有的人还晕血晕针……

一句话，"花钱买罪受"——所以为什么我们劝父母体检那么难。和体检成本里要掏的"钱"相比，为了体检花的时间和精力，将身体暴露在医生面前任人"处置"的不愉悦感，拿到体检报告前的焦虑，甚至是发现体检报告上不知是大是小的问题时的不知所措，才是体检真正的"罪"。

除了受罪，我们之所以很难迈出体检这一步，是对于疾病发生在自己身上这件事抱有侥幸心理。侥幸心理的产生有多种原因，一种是在连续做了一年或者两年的体检，也没查出什么大毛病之后，感觉身体也没什么不舒服，加上诸如"工作太忙了""还有更着急的事呢"，女生可能还有"欸呀，大姨妈快来了，等过了再说吧"等种种理由，把体检一推再推。

人之所以有侥幸心理，关键在于无法建立行为和疾病发生之间的关联。人类幼崽第一次摸到火的时候，会从一脸蒙到疼哭，然后这便是他人生中最后一次触碰火。但是如果你告诉人类幼崽马路上不要乱跑，甚至还咬牙切齿地骂上一顿，我敢保证他依旧会乱跑，甚至会以此挑衅你的权威——你看我乱跑了，也没事啊。对于患病，大多数人也是类似的心态。这也是我们在前面的疾病地图炮章节中讨论过的，因未必会产生果，而且果未必有确定且唯一的因。当一个人嚼服槟榔患口腔癌的时候，他才会想起许多人告诫过他槟榔的致癌特性，这时的他才终于建立起了自己的行为和疾病的关联性，然而这关联性在其他人看来，仍然不足为惧。

你知道什么样的人最愿意去体检么？是病人家属。他们自己亲眼看到家人得病，自己既有家族史，同时也知晓疾病晚期治疗的困难和巨大的开销，就会更积极去做体检，有时就真的查出了问题。我们的胸外科病房，经常做完哥哥做妹妹，做完老公做老婆，医生也喜欢这样的病人，因为病人对医生足够信任，也很清楚病房处置的流程，沟通成本也很低。

那些嚷嚷自己"一辈子没进过医院"的人，未必真的是身体健康的。我曾经轮转骨科的时候，有个病人老太太是去房顶扫雪摔下来摔骨折的，我看她肋骨也有疼痛，为了排除肋骨骨折给她查了胸部 CT，偶然发现了早期肺癌。虽然同事们都吐槽我不吉利，但是一家人都在感谢这场雪，让老人家因祸得福。如果没有这场雪，她也没有因扫雪骨折，那么有可能她的人生就会在几年之后因肺癌终结。

02. 做什么？看性价比

就算终于扫除了心理障碍去做体检，你可能也会疑惑：为什么体检的项目是这样设置的？为什么以前体检都用胸片，现在用胸部 CT？为什么甲状腺就可以用 B 超，肺不能用 B 超？为什么腹部的检查有人说 B 超好有人说 CT 好？这些检查套餐到底是怎么定的？

相信进行了医学课训练的你已经对医学的有效性有了大致的了解。而本节对于体检项目设置的底层逻辑探讨，更多遵循的就是医学思维当中的理性思维，也就是对体检项目的投入 / 产出比（简称为性价比）在综合因素下进行理性地评估，包括疾病的发病率、疾病症状出现的早晚、疾病提前检查进行干预产生的获益、检查手段带来的创伤和并发症率、检查的经济成本等。

我们举糖尿病这个例子，它是发生率排名靠前的常见疾病（即使年轻人也容易出现），一般早期没有任何症状，但是没有及时发现的话会有严重后果，这时候，只要测血糖或者血生化就能查到，这项检查不贵，也不带来更多创伤，所以优先考虑。

又比如肺癌，男性发病率第一名，总体第一名。难不难筛查？不难，200元做一个CT即可。肺癌早期好不好治？好治，治愈率非常高。那肺癌有没有症状？没有，有症状就是中晚期。那么该不该常规筛查？应该。

相反，头颅内会不会得肿瘤？会，但是发病率低，检查的费用、耗时都高。那头颅肿瘤会不会有早期症状呢？之前预警信号中探讨过，一般会有。所以该不该作为常规体检去筛查？我想，你应该会抢答了。头颅肿瘤的筛查一般不优先考虑，至少不需要每年都常规进行。

当然，一个疾病的检出率越高，一个行业的医生会有更多可以进行的治疗和可以救治的疾病，这毋庸置疑。但是当下流行的焦虑贩卖也是不合理的，通过渲染一个真实的悲剧，报道一个发病率极其罕见的疾病给一个家庭造成的伤害，由此推荐常规进行一个特殊检查来发现疾病，这种做法使得普通人被焦虑充斥，明明每个发言的都是值得尊敬的医生，他们的初衷又未必不是出自朴素的善意，但普通人根本无法判断体检项目真实的有效性。当医疗行业更希望发现病人的问题并开启后续的医疗服务时，有时会有意忽略其可能产生的风险，以及因检出率过低而造成的医疗资源浪费。

另外，有没有可能体检项目没法涵盖已经存在的问题导致体检的无效？当然有可能。体检本身就是采用性价比较高的方法，筛查最常见的疾病，医学理性思维告诉我们，本就不应高估体检的价值。即使是最全面的体检，也未必能够筛查出全部疾病，如果寄希望于"全面的体检"，那可能是对于全面检查没有概念。一个神经内科的医生曾经说，很多病人来门诊都说自己已经做过很多检查了，但是他们对于神经内科的检查之多，真的是缺乏想象力。

好消息是，虽然检查不可能面面俱到，但有些检查项目其实不只是对于异常疾病信号的探查，而是对人体状态的评估。假如你的血常规、生化、影像学一切正常的情况下，发生一个体检没有涵盖到的严重疾病的概率就不高，否则多少也会反映在这些体现"状态"的指标上。假如一个人所有检查都正常，但是血常规白细胞高出上限 3 倍，这种情况就提示你需要通过更细致的检查探查原因。

体检的项目设置也根据对疾病的了解和科学手段的普及与时俱进。早年的体检大多是三大常规（血尿便常规）、血压、血糖、眼底、视力、口腔、肛门指诊、腹部查体等这些人工操作的检查项目。现在的体检，都是以检查设备和化验为主，这是因为时代一直在进步，我们对于疾病的理解、治疗手段都在发生改变。

就在 2020 年，中国有相当多的早期肺癌被发现，这不是由于任何环境因素，单纯是因为对新冠肺炎的排查，使得 CT 的普及性高了。我们有相当多的病人，其实是那些为了陪病人住院手术而强制进行 CT 筛查的家属。

为什么现在的 CT 逐步取代了胸片呢？举个简单的例子，胸片要 80 元，而胸部的 CT 要 200 元，但是胸片和 CT 的差距能有多大呢？胸片能看到的是 2 厘米以上的病变，即使能发现，也通常不是早期肺癌了。而 CT 就不一样，能够看到的是 2 毫米的病变，因此是发现早期肺癌的神器。所以从性价比上，CT 自然就比胸片更好，因而成为了体检的必查项目之一。当然，CT 给人们带来的焦虑感，也是胸片无法提供的。类似的性价比高的项目还包括 HPV 的检测，无创、廉价，但是却能提供精准的宫颈癌发生的依据。

但是在腹部查体，却又产生了一个有趣的现象。前面的辅助检查章节我们分析了胸腔的主要检查是 X 射线和 CT，而腹部则是 B 超与 CT。理论上，CT 比 B 超看得更清楚，但是目前腹部的体检通常还是以 B 超为主，这又是为什么呢？其实是因为腹部最好的检查手段是增强型的 CT，也就是在进行 CT 的同时进行造影剂的注射，这不但会增加辐射的剂量，同时也有一小部分人会因为对造影剂严重过敏发生风险。如果不进行增强 CT，平扫的腹部 CT 与 B 超相比就没有那么显著的获益。所以目前才会建议先做 B 超，发现可疑问题的情况下再做增强 CT 或者核磁来进一步核实。所以这个例子依然说明，在腹部的检查上，性价比是项目设置的主要逻辑。

03. 何时做？看疾病发展规律

为什么有的体检项目推荐每年一做,有的推荐 1—2 年,甚至 3—5 年做一次呢？不同的项目有不同的推荐时间呢？这是因为体检项目在时间上设置的逻辑，也是遵循疾病的发展规律，从而推荐性价比较高的方式。

比如血压、血糖、血常规、生化常规，同时也包括我们的身高、体重、视力等检查，都建议一年一次，因为这些是对于人身体健康状态的综合评估。人的健康状态每年可能产生的变化，或者新增的疾病，是有可能反映到这些"状态"指标的，比如去年双眼视力是 1.0，今年视力变成了左眼 1.0，右眼 0.1，这就反映眼部或者脑部也许发生了病变，需要进一步的检查。对于状态的检查，其实是每一年我们对于自己进行的一项有仪式感的评估——感谢时光，我虽然又老了一岁，但依然健康。

同时，有针对性的体检项目，自然要考虑这些特定疾病的发展规律，拿癌症的体检举例，我们需要首先认识和理解疾病发生的过程。

一种疾病，从刚开始萌芽，到失去治疗机会，是需要一段发展时间的。如乙肝要许多年会转化为肝硬化，肝硬化也要许多年才可能会产生肝癌。

于是我们体检设置的时间逻辑是，假设一个疾病是从我们体检刚结束的那一天突然萌芽的，比如生出了一个癌细胞。从这次体检到下一次体检这一段时间，癌细胞大概率不会成长到治不了的地步，这就是一个合理的时间间隔。

例如胸部 CT，我们的建议是 1—2 年，这是因为肺癌生长的速度相对比较快，但是从完全正常的状态长出肺癌，到肺癌发生到比较严重的状态，其实至少要两三年以上，因此 1—2 年就是相对安全的时间。

又比如女性的 HPV 检测和宫颈细胞刮片检查，是不需要每年进行的，一般要求 3—5 年进行一次。这是因为宫颈的正常上皮细胞转变为宫颈癌的癌前病变可能需要 3—5 年，从宫颈癌的癌前病变发展成宫颈癌可能还需要 2—5 年的时间，加起来可能要 5—10年的时间，因此每 3 年进行一次就足够了，每年做不会带来更多获益，只是白增加一道检测，也是白花钱。

在时间的年龄方面，通常会建议 45 岁以上的病人开始进行相对全面的防癌体检，也是因为 45 岁之后才到了癌症的好发年龄，之前发生癌症的可能性更小，所以全面防癌体检的获益就不高。

另外，如果家人有癌症病人，尽量要选择在家人患病年龄往前15年左右进行筛查。比如你的家人是55岁患胃癌，那么你在40岁的时候最好就要做一次胃镜，来检查是否已经发生了早期的癌症。

这些，都是体检项目时间设置的内在逻辑。

04. 去哪做？都行

曾经有人问我：体检应该去体检中心还是医院？作为一个在医院工作的医生来说，我肯定会毫不犹豫地回答，当然是医院啊，靠谱又能报销。但是我慢慢觉得，体检机构也是个不错的选择。

当我真正作为家属在另一家医院为老人安排了一次体检的时候，才觉得，病人真的不容易，如果没有熟络的关系和渠道，在医院进行一次普通的体检，真的是太费劲了。

我帮她预约了B超、CT、核磁等，居然都不在同一天，要零零碎碎做一两周才能做完，找窗口去协调时间又总说不行，一个下午来回跑了几趟，终于把来医院的次数减少到了4次（加上我来开检查的1次，检查2次，最终取报告1次）。

当然，如果你是医院的职工或职工家属，医院有专门的体检套餐福利，能够让你在医院比较灵活方便地进行检查，那么医院当然是不错的选择，不但能够医保报销，而且有着比较好的准确度，发现问题顺便就在医院继续诊疗，不需要机构、医院来回跑。每接触一个新的医疗机构，就增加了巨大的时间成本和心理负担。对于普通人来说，在体检这一步，我们更重要的是用最小的成本发现问题。

也许三甲医院比体检机构的准确度好上那么 5%，但是体检机构的就诊体验可比医院好上 500% 吧，当我们口口声声地对长辈说："你不用在乎钱，我帮你出就行了，你得注意自己的身体！"不妨设身处地自己来走一遍体检的流程——虽然体检要空腹，但是体检机构会贴心地为你准备好早餐和就餐的地方，而在医院体检一上午能饿晕；在医院的检查科室繁多，需要来回跑，但是体检机构会将检查科室构建成一个环路，即使只有小学文化的人，只要看清楚房间号和自己没有进行的项目，也可以轻松找到，更不用说还有贴心的服务人员指导和协调；在医院的检查报告需要自己取，而且非常分散，多年之后根本找不到，而体检报告可以形成一个完整的 PDF 文件或者纸质报告，便于长期储存；更重要的是，在体检机构的服务人员会把我当尊贵的顾客，而在医院我很少能体会作为消费者应得的尊重。如果说对于一位病人，医生对其实施的医疗服务兼具管理和服务，并且应是更倾向管理的。但是作为一个正常人，在体检的过程中，医生是否应当在管理和服务二者中，更倾向服务？

因此，如果要是给家人推荐体检，并且培养他们定期体检的习惯，就不要在第一次让他们获得一个极度糟糕的体验。建议在体检中心进行一次流程简洁的体检，如果发现问题，再有针对性地在医院进行某些特定项目的检查。

我们刚刚提到，医疗机构比体检机构的价值，也许是更准确。事实上，这个准确体现的是"准确度"，而并非"灵敏度"。你可能会发现一个非常有趣的现象，就是体检机构很少给你非常确定的诊断，例如 CT 或者 B 超很少报告"考虑良性""考虑转移"这些字眼，而通常都是"可疑占位，建议复查"这些模棱两可的字眼。为什么会这样呢？

因为体检机构很怕漏诊，他并不会负责这个疾病未来如何诊治，也不会在意临床医生看到这个报告会怎样去使用，因此只需要尽可能减少漏诊，假如发现问题，会建议你去医院复查。而你到了大医院之后，有时会发现是虚惊一场，医院直接告诉你"没事儿"，你因此就会对体检机构产生不信任感。

但实际上，机构虽然之所以会显得有点"屎"，是因为其"灵敏度"高，但"特异性"差，这在任何检测工具中都是可以调整的，上调灵敏度就会减少漏诊的可能性，使体检机构在缺乏公立三甲医院的硬核医生的情况下，宁可"屎"也不要"错"，这是体检机构的局限性，但换来的是高体验感。而且在绝大多数的情况下，这种局限性的差别不但小，而且会随着公立医院医生到体检机构定期指导工作而进一步减小。

从另一方面，各大医院也都在积极建设自己的体检中心，越来越多的医院可以在院内完成体检，并且像体检机构一样提供更好的体验，同时保证较好的体检质量。这当然是一个更好的方向，当然想法和实践中间还有一段不小的距离，并且医院的体检也未必可以全部报销。

我最想说的就是，去体检这件事，比去哪查，查什么，怎么查，用什么套餐重要得多。自己可以先去体验一个机构的体检，如果满意，不妨呼朋唤友，举家参与吧。

Tips：医生眼里的全面体检方案

最后，我也给朋友们介绍一个相对全面的体检方案，可以根据自己的情况灵活选择相应的体检机构和体检套餐。

以下是常规体检项目及建议的检查频率：

常规项目

项目	频率
甲状腺 B 超	1 年
胸部 CT	1—2 年
幽门螺杆菌	1—2 年
腹部 B 超	1 年
肿瘤标记物	1—2 年
胃镜	3—5 年
肠镜	5—7 年
血尿便生化常规，便潜血	1 年
眼耳鼻口等	视情况

女性项目

项目	频率
乳腺 B 超	1 年
盆腔 B 超	1 年
宫颈 TCT 及 HPV	3—5 年

男性项目

前列腺特异性抗原（PSA）	1 年
注意：有家族史、既往患病史、不健康生活史等人群，应适当提前检查，增加频率。	

第五章

价值观：
人是万物的尺度

第一节　看病还是看人？

这是一个很容易陷入语义陷阱的问题，即从"看病"和"看人"的字面意思作出简单的判断。一个有正常价值观的人都会明确给出结论——当代的医生不该将"看病"作为医疗的中心而不去关注病人作为"人"的感受和主观意愿，而应当从对仪器数值的简单解读转到关注人的喜怒哀乐，后者才是正确的、正义的。

01. 病和人无法泾渭分明

当我们把"看病"和"看人"看作了两个截然不同的对立面，就会产生这样的刻板印象，但在实际的医疗过程中，并不是医生"看人"就代表有人文关怀，也不是"看病"就代表粗暴的医疗屠夫。

一个小的反例就可以轻松说明——一个病人因剧烈腹痛发现肠扭转就诊，观察了一天突然不疼了，但是医生根据检查结果强烈要求手术。这时，医生的"看病"在已经自我感觉良好的病人面前，明显是对"看人"——也就是病人主观感受和意愿——的忽视。然而最后病人还是没有拗过医生的强硬态度选择了手术，果然发现了肠扭转、肠坏死。手术后的病人有些后怕，如果当时医生态度不够强硬屈服于自己了，手术的耽搁极有可能导致他发生严重的腹腔内感染甚至死亡，于是做了面锦旗给医生，写道：

感谢医生没听我的

所以，"看病"与"看人"绝不是一道考察价值观的简单题目，二者的构成比例，以及动态变化，才是我们更应当思考和关注的。

大多数人会把医生的诊疗行为简单理解为一种生物医学模式，也就是把疾病看作就医的主体（医生和病人共同的目标），一切医疗行为都是围绕着疾病来进行。虽然这样的理解过于片面，但事实上，大多数医患双方都同时认为——生物医学这件事，应当是首先要考虑的事情，然后才是病人的主观意愿。

因此，病人也是共犯。

数千年来，尽管"生物医学模式"的概念从洪荒时代的巫术和玄学范畴逐渐脱离出来，已经向科学的真理不断逼近了，但生物医学模式也遇到了瓶颈——一方面是生物科学本身的瓶颈，即更多的医疗投入并不能有效地延长病人的生命；另一方面是社会学和人类学的需求，除了活下去这件事之外，当代社会的人有更多自主选择的权利。

因此对于有效的医疗而言，"生物医学模式"就自然是过时的。人不再只想着如何求生，更愿意主动思考如何更好地生，甚至优雅地赴死。

1977年美国纽约州罗彻斯特大学精神和内科教授恩格尔（Engel）指出：生物医学模式关注导致疾病的生物化学因素，而忽视社会、心理的维度，是一个过于简化的观点。他提出，我们应该用生物-心理-社会医学模式取代生物医学模式。

为什么现代医学需要生物-心理-社会综合起来的医学模式？很简单，因为我们是人，不只是生物。医疗行为，从来不仅仅是一场针对疾病本身的治疗，它还是一次复杂的人与人、人与科技之间的互动行为。

生物的本能是活着，人也有这种本能，但是也有高于活着的本能。

采用某种治疗能够延长病人平均2个月的寿命，但是病人不愿意接受增加的这2个月，而更愿意把时间花在陪伴家人上。

医学上已经没有任何治愈的机会，但是病人希望医生再帮他延长几天的生命，让他可以见自己从海外归来的孩子最后一面。

这些都是作为人的选择，除此之外还有非常多的"不理性"的选择。但正是因为人生本身就由无数的不理性构成，才产生了复杂的浪漫。医生和医疗技术只是我们活下去的一种工具，但并非唯一工具。

作为医生可以讲，"你若性命相托，我便全力以赴"，但是病人也有权利认为，"我命由我不由天"。

生物－心理－社会医学模式时刻提醒着你，你面对的不是生物，而是人。这种新型的医学模式并不是能做什么或者多做了什么，而是提出了一种大众可接受的价值观——病人的健康、心理、社会属性需要医生进行综合的考量，而并非以生命的长度为唯一的判别标准。

当然，生物－心理－社会医学模式下，我们也依旧要提防另一种优越感，那就是认为"人"的价值是高贵的，生物医学的价值是冰冷的，对人生命精彩的追求应当永远高于人"求生"的本能。但这种美好愿景经常是在疾病看似遥不可及的情况下，我们想象出的"看病政治正确"，因此很难与正在真实患病的上一代充分共情。

我希望你能理解，那些利用"生物医学之舟"的艰苦求生是人的本能，甚至抱着一丝希望"折磨"病人而不放弃的人也一样可能是未来的我们。既然无法判断他人的艰苦求生是否为了更重要的事情，就无需用《遗愿清单》的情节去衡量他人在绝境面前是否充分的豁达与优雅。生物－心理－社会医学模式强调的是全面的衡量，而并非强调"社会心理"应优于"生物医学"，那将带领医学走入另一个虚无缥缈的极端。

02. 最优解永远处于动态平衡中

有效的医疗 = 看病 + 看人

看病 = 看（病1+ 病2+ 病3+ 病4+……）

看人 = 看（主观意愿 + 宗教信仰 + 家庭关系 + 工作特性 +……）

一个80岁的老爷爷得了肺癌，病人的家人因为怕他遭罪，不敢让他接受手术。这个时候你作为医生通过检查发现他的心肺功能都非常健康，大概率能够熬过手术的危险期。而你和家属沟通清楚之后，也获得了病人小女儿对你的信任，她力排众议支持你为病人做了手术。手术非常成功，手术后病人咳痰不积极，肺部产生了炎症，小女儿担心父亲难受于是阳奉阴违地拒绝你用气管镜给他吸痰的企图（例如在你让他禁食的时候刻意吃饭），你严厉地呵斥了病人和小女儿，并强硬地完成吸痰的操作，从气管中吸出几十毫升黏得无法拉断的黄色痰液，病人呼吸功能很快恢复并顺利出院。

这并不是什么奇迹，而是每天发生在我们身边的故事。

我理解，有效的医疗是看病和看人的综合考量，因此看病的过程应当抽象成一个新的复杂函数，它的最优解不只需要医生的医疗技术，更需要医生、病人、技术、医院的复杂互动。

我经常说，完美的医疗行为只能用上帝视角来观测，你需要有预知未来一切变化的能力才能获得。这么说可能有点夸张，但医生有的时候就是扮演上帝的角色。医生所学习的医学知识，所接受的培训，所治疗过的病人和遭受的失败使他获得了足够多的经验，从而能够大概率推断某个行为的价值和风险，这些是病人很难理解的。医生"看病"多于"看人"的短期行为，有的时候是缺乏全局的思维，但也有的时候是从长远角度地"看人"。

我们经常会认为医生是"看病"多于"看人"的，眼里只有疾病，经常进行过度医疗而忽略病人作为人的感受，是冷血的医疗机器。例如，我们假设这个老爷爷恢复得不顺利，最终手术后去世，这就会使病人家属无法保持对这名医生的感激和敬意，而是埋怨他为什么要强迫病人做这样一个手术，甚至埋怨他强迫吸痰时对病人的呵斥，明明寿终正寝才是更好的归宿，何必辛苦遭罪之后人财两空。

事实上，你虽然完全没有必要将医生视为上帝或任何可能的神祇，但面对病人的特殊需求，无论从医疗上或者从病人的经济情况及宗教信仰出发，医生都最有可能知道如何能在不影响治疗效果的前提下寻求最优的策略。

我还记得我曾经叫停了一个家属企图放弃治疗把病人拉走的想法，当时我还在实习，很多老师都说我傻掉了。既然病人想走又不闹事，假如我们强行把他留下，病人家属非但不给钱，还可以说是医院不让走的，那最后欠的钱还不上怎么办？医院可没有任何能力去要债，又要科里大夫分担了。但是我明明看到病人的血象生化各种指标在好转啊！我劝家属再咬咬牙等两天。她选择了相信，而结果也没有辜负她的相信，病人果真好起来了。

我们很多时候说"看人"，也就是尊重病人本人的意愿，更多时候都是一种顺其自然的佛系态度。和"看人"的放弃相比，"看病"经常代表某种坚持到底、不计代价的执念。但是"上帝视角"存在的价值是让你理解放弃并非疾病面前的唯一解，盘算"看病"和"看人"的收益，是一件需要从知识出发、从细节动态观察的事情，而不是价值观层面先入为主。

我的家人就曾使用了化疗。我建议她使用化疗时，她非常抗拒——认为化疗是痛苦至极且无意义的，且认为自己身体虚弱受不住。但事实上，化疗对多数人来说是可以接受的，如果化疗有价值，就不该因为自己道听途说来的消息放弃对化疗的尝试。

然而，我的家人在接受化疗的第二天便产生了严重的不良反应，吐得非常厉害，尽管化疗对她仍是有益处的，我也拍板儿坚决放弃了后续的化疗。因为此时化疗带来的风险逐渐超过了获益，因此在"看病"和"看人"的平衡上就向"看人"的方向倾斜了。的确，普通人无法判断，并且还可能由于放弃化疗产生一种新的焦虑感，担心未来的复发是因为自己不够"狠心"，但医生在此时可以提供来自"上帝视角"的评估，这种看似冰冷的建议其实代表的是医学中的理性思维。

我们大多数人理解的医生都是不善言辞、不愿沟通、冷漠多变的，白大衣似乎就是一个象征，时时刻刻在强调"医生与我们不同"这件事。然而医生确实与大多数人不同，他是你在疾病过程当中几乎唯一值得信任的人，特别是在关键决策上的建议。

《伪善的医疗》一书中展示了一个 80 岁的母亲照料老伴 10 年，经历了多次脑梗死、阿尔茨海默病、心脏起搏器植入的过程，最终在照料 10 年之后，和女儿提出了压抑了多年的念头——把他的心脏起搏器关掉吧。母亲在回顾往昔的过程中，也想到当年的内科医生是坚决不建议进行心脏起搏器的植入的，因为这只会延长病人作为阿尔茨海默病及脑梗死后遗症病人的痛苦，以及家属作为照护者的双倍痛苦。然而当时的母亲没有听从，只是在回顾的时候才后知后觉地发现，当年的选择应当更倾向于"人"而并非"病"。但作者也明白，那时医生提出的建议作为家属很难接受，然而作为女儿的她当经历过这一切之后，她就自认为更容易在恰当的时候作出相对更理性的决策——一个新的"上帝视角"便诞生了。

所以"看病"和"看人"看似一个是冷血的实干派，一个是温情的共情派，我们应当承认病人的主观意愿是有价值的，但更应当在充分了解看病信息，和医生达到近似的"上帝视角"后，利用医学的理性思维，来重新评估"看病"和"看人"孰轻孰重，并根据医疗结果动态地调整，而不能在缺乏了解的情况下把"看病"理解为对生命的暴虐，而将"看人"理解为一场歌颂人性的赞歌。

着眼当下，大多数医生关注你作为"人"主观意愿的动力仍是不足的，毕竟医生主动问你，"家里条件怎么样，到底想不想给老人治"，总觉得是很奇怪的说法。因此建议你可以大胆地和医生告知你最在意的诉求，由医生来综合判断，例如"我家没什么钱""我还在上学所以我想放暑假的时候再手术""我想放弃有创抢救"……

医生不可能是完美的，医疗也不会。当然，我认为大多数病人在看待医生是"看病"还是"看人"问题的时候，都没有期待医生会将这世界上全部的疾病和你全部的需求都考虑在内并得出一个完美答案，只是希望他能够在把你当作一个"普通的疾病，普通的人"来进行机械的手术和开药之外，对于你能有多一些含人情味的关怀，我想这就已经是有效的医疗了。

第二节　要命还是要钱?

There are times when we would willingly give everything we possess to save our lives, yet we might grudge paying a surgeon a high fee for offering us precisely this service.

　　我在初中读到《新概念英语》中这个句子时就深有感触,在疾病面前,很多人都会祈祷——只要一切回到健康的原点,我愿付出任何代价,然而当不同类型治疗的价码摆在面前的时候,艰难的选择又出现了。

　　在当下的医疗体系下,如果每个人都获得不设上限的治疗,那么大多数家庭都可能因病返贫——辛辛苦苦一辈子,得个重病几十万,久病床前无孝子,孝子上班还房贷。因此,人不只要考虑"活下去"这件事,也要考虑"活下去"以后该怎么办的问题。

生命是无价的，但看病是要花钱的，金钱本身没有任何情感，但是金钱的你来我往尽是喜怒哀乐。要出多少钱，谁出钱，没钱怎么办，这些你或许从来都不觉得是问题，但是当实际发生的时候你会想，需要这么贵吗？不就几片药吗？ 3000 元 / 周期的和 15000 元 / 周期的有啥差别？

很多时候，医疗的矛盾不在于"治不了"，而是日益增长的先进医疗技术与不均衡的经济水平之间的矛盾。当人们在情感上好不容易能平静地接受患病的事实，治疗的费用可能再次成为个人或家庭信心崩溃的来源。

01. 生命真是有性价比的

无论怎样的社会制度，"活着"这件事都是一件要花钱的事情。古代的帝王在人生的后半程几乎都在追求永生，大多普通的当代人也会在人生最后的 1/4 内将一生几乎全部的收入付给医疗和养老机构。即便当代人哪怕进行最低限度的医疗服务也比古代的帝王强上百倍，人们也很少心甘情愿地接受最低限度的医疗服务。

每天打 5 次胰岛素和每天打 1 次胰岛素效果是相当的，但是扎 5 次这个动作虽然在临床上被判定为几乎"无创"的治疗，但任何长期接受胰岛素注射的人都会产生内心上的抵触，特别是在知道邻居每天只打 1 次之后，内心就更难平衡。

更高的治愈率、副作用更小的药物、更长效的治疗方式、更高的生活质量、对生活更少的影响、更少的失能……这一切的诉求在"更便宜的医疗费用"加入函数之后瞬间变成空集。

我们当中绝大多数的年轻人很少意识到自己将背负什么。我在一次演讲的时候和观众互动，假设我们的父母中有一个得病了，要花 50 万去治，治还是不治，大多数的人举手表示治疗。我问如果两个呢，大多数人仍旧是举手的。我再问：如果加上另一半的父母呢？四个老人，在不讨论养老花费的情况下，只是单纯治疗一场疾病，200 万，治不治？很多人笑了，迟疑了。

在一个著名的采访中，记者采访了几个年轻人，问：爸妈如果生病了，要花很多的钱去治，治不治？有一半的年轻人笑着说当然治，另一半的人说可能要看治疗的效果吧，如果效果不是很满意，卖房也没用的。年轻人看似在做一个轻松的决定，就好像他们知道这只是个采访。

记者同时采访了他们的父母，问如果孩子生重病要花很多钱怎么办。虽然我们都能够猜到答案，所有的父母回答的都是会治，但我还是被每个父母丰富的细节感染了。父母用最朴素的话表示——可以卖房子，可以去打工，可以求亲戚朋友，可以拜佛烧香，无论如何，倾尽全力，没有退路。这个采访之所以这么催泪，就是因为，孩子们这才理解，在每一个父母心中，是真的曾经深思熟虑过这个问题的。

这并不证明下一代就不如上一代懂得奉献，孩子是未来的希望，如果孩子真的发生什么问题，对很多父母来说是很难想象的。但父母终将离去，我们的日子还要往下过。因此，对孩子的治疗费用向来是没有上限的，但很多父母即使患病，也未必希望成为孩子们的拖累，很少会主动要求孩子卖房卖车供他治疗。

假设一种治疗可以减少孩子的治疗副作用（如对孩子的身高影

响较小），但是要增加 20 万的支出，大多数父母会一掷千金。但如果一种治疗可以减少老年人的治疗副作用（例如减少呕吐和脱发），也要增加 20 万的支出，绝大多数家庭都会关注的问题是：这种副作用的差别究竟有多明显，值不值得？

当我们问出这个问题的时候，就已经是在关注"性价比"的问题了。大多数时候，治疗的差别经常是微小的，甚至是概率上的——选择昂贵的治疗出现的副作用，在便宜的治疗上可能反而不显现，与此同时，价格的差别却是巨大的，就导致越是好的治疗，性价比往往越低。

另外，一个家庭的总资产本身就是有限的，除病人之外的其他家庭成员的生活也同样重要。如果我们认为比较房子的价值和生命的价值孰轻孰重过于困难，那么比较家庭中一个糖尿病病人和一个肿瘤病病人谁更应当选择昂贵的治疗方案时，这个问题似乎已经超过了道德选择层面，而变成了一个无法用文字形容，也很难用数学计算清楚的问题。

在前面的探讨中，我们解释了一款新药昂贵的真实原因，一般不来自其药物的材料成本，而来自长期的临床试验所耗费的沉没成本。而只有一款药物获得了超额的收益，公司才更有动力进一步开发新药。

在我国目前的医药体系下，药物不但实现了零关税，也实现了医疗机构的零加成。一款药物从药厂到医院的费用加成取消，使得医院缺失了靠"卖药"获得盈利的可能性。那么一款优秀的新药会经历怎样的收益模式改变呢？

临床试验获得成功——医保目录外自费——部分适应
证医保报销——医保全适应证报销——集中带量采购

新药的诞生，都是在某个临床试验当中获得了更高的治疗效
果（靶向药的进步），更小的副作用（白蛋白结合性紫杉醇 vs 紫杉
醇），或者更好的治疗体验（长效降糖药和短效降糖药），但是这种
价值必须要在长期的临床试验观察中才能被证实。如果说临床试验
观察的是几个中心数百例病人的对比结果，那么所谓的"真实世界
研究"就是观察药物上市之后的长期效果是否符合预期。在确定药
物效果符合预期之前，就存在一个灰色时间带，医生虽然有相对充
分的证据说明其确实有效，但距离这个药物纳入医保还存在一定时
间的滞后。

所以我们可以简化理解，医保完全报销的药物，是基本的、可
靠的、确定的保障，而通常不是更新颖的、更有效的、更前卫的治
疗方案。

即便是同一个药，不同的适应证下使用价格也不一样。例如某
种靶向药在晚期病人中可以由医保报销，是"便宜"的，但是对于
术后辅助治疗这类"更高的需求"，医保暂时没有纳入报销，因此
在这一年内，"更高的需求"就代表了更高的价格。而在第二年，
当术后辅助治疗也成功纳入了医保，大多数病人可以用便宜的价格
获取时，就有可能上市另一款新药，让所有人重回药厂收益路径的
起点。

一款药物真正的快速收益就来自病人自费和部分自费的阶段，
所以药厂会在这个阶段尽可能快速地产生利润，当过了这个阶段之

后，利润空间就变得十分有限。你有时也能清晰地感受到药物的"高价"也并不是家庭遥不可及的，而是城市中产踮踮脚就能轻易够到的。在 10 年前，这个价格是 10 万元；在 2022 年，这个价格大约是 15 万—20 万元。无论药厂选择怎样的赠药政策，大多数人需要花费的总额都是基本确定的。换句话说，药厂懂得你"愿意花多少钱获得更好的药物"。

这就类似于，一款廉价的老年手机的性能也远超于三四年以前的顶尖机型，但是大多数人购买数码产品的时候，仍然会选择最新的高配置版本，尽管更高的配置只是摄像头多了些许像素。

你现在认为平凡的"便宜"药物，3 年之前大概率就是那个遥不可及的"昂贵"药物。

因此，如果你理解了药物更新与数码产品更新的共同之处，就知道新药的边际递减效应是非常明显的，不要单纯地认为"贵即好"。这种性价比的锐减需要你用理性的消费习惯来对待，而不是在疾病和健康面前冲动消费。

02."看人下菜碟"：医生有温度的理性

我上面的说法似乎很容易将读者引入一个误区，就是新药、昂贵的药都没有意义，人们需要提防消费主义陷阱。但实际上，如果真的是这样，大家也不会再迷茫，也不会有人对于新的治疗趋之若鹜。

事实上，在临床中绝大多数的人仍然是采用最新认知下的治疗方法，或者在经济不允许的情况下被迫选择次优选，没有人在走进医院的时候和医生说，来，给我整一份上个世纪30年代的疗法。这是因为我们认可新药的价值。但我们要关注的问题不只是新药的绝对价值，还有其对于家庭经济情况的相对价值是不是依然很大。

所以一切的选择还是回到了医生这里。

尽管知情选择权要求医生告知病人一切选项（至少两个）的优劣，并且由病人自主选择，但事实上，医生所表达的倾向性仍然十分关键。当医生坚持表达"你要自己选择"的时候，往往会遭受病人"恶毒"的"假如"攻击——假如是你爸得病了，你怎么选？

因此，医生对不同治疗方法"性价比"的客观理解就尤为重要。虽然医生作出医疗决策未必单纯由临床指南出发，甚至不排除有药物的利益分成、科研入组的考量、医院药房纳入的药物种类等因素的影响，但客观上，如果你能找到一个非自己主管医生的第二诊疗意见，从"应该怎么治"的角度给你一些建议，你通常是有机会获得相对合理、客观的治疗方案的。无论是你的主管医生还是你的第二诊疗意见医生，他们至少能够站在药本身的视角给你提供行业内的观点——

统一认为新治疗好（选新的）；统一认为新治疗不可靠（选旧的）；新旧治疗各有推荐（怎么选都没错，看自己）。

那么医生会不会"看人下菜碟"呢？这其实是个非常复杂的问题。我在《病人家属，请来一下》中也提到，北大医学院原党委书记刘玉村教授曾提到，病人来门诊带多少钱，和医生开什么药有直接关系，这是一种畸形的现象。然而这个现象未必反映医生是"势利眼"，也可能体现他的人文关怀。

曾经治疗脊髓性肌萎缩症（SMA）的诺西那生钠，因为70万元一针，被称为"天价药"。对于孩子来说，这是一个维持生命的神药，但也是很多家庭的噩梦——明明给了希望，又看起来那样绝望。很多时候，我们都有可能从对方的衣着、谈吐感受对方的经济条件，而假设我判定对方是个经济条件非常普通的人，我可能不会非常兴奋地和他讲——没关系，有个神药，恭喜你！而是低声和他商量——有个药可以治，只不过，很贵。

这真的不是医生愿意将人分为三六九等去差别对待，而是内心生出的一种善意的悲悯。在现代医疗面前，所有人都需要认清生命的价码，即使是医生自己也不例外。一个北大的教授终其一生奋斗在手术台上，晚年也要为一款昂贵的鼻咽癌药物捉襟见肘。

很多人会反感医生的"看人下菜碟"，认为这是一种对职业、身份和经济状况的歧视。但多数情况下，这是因为中国的医生（绝大多数）通常不处于富裕阶层，本身也属于中产，所以他的出发点通常是治疗方法的"性价比"而并非绝对价值。换句话说，只要他没有把你认定为富豪，给你推荐的就比较实在。

举个例子，多数医院都有特需病房，而几乎每个病人入院的时候家属都会嫌弃普通病房的拥挤，并要求住"特需病房"。以肺癌为例，普通病房的总花费大概在 5 万（且可报销 50%—80%），而同样的手术在特需病房的价格区间也许在 10 万—20 万不等（且均无法报销），这就让很多人在听说价格的时候立刻望而却步——我只是想从四人间调换到单间，差别能有这么大？

由于过小的市场，医院自主定价权的特殊性，导致价格的陡增，边际效应的锐减。但事实上，单间的诊疗和四人间的诊疗并无明显差别，而单间的体验是不是值得 10 万或者更高的投入，是因人而异的。

医生正是了解其"性价比"之低，才不会在明知你并非富豪的情况下硬塞一个让你感到难受的选择，这对治疗效果毫无意义，但可以从经济上让你难堪，从家庭关系上让家属尴尬。

因此，在治疗的过程中合理地表达你的经济状况以及对医疗价格的诉求，其实是有必要的，这能让医生了解你在医疗过程中有无特殊的需求。

例如，第一，可以询问医生治疗的大概总价，好有个心理预期，从而判断是在当地治疗还是选择北上广的顶级医疗机构；第二，没必要在自己对价格一无所知的情况下和医生坚定表示"我家不缺钱，用最好的药"；第三，如果家里条件确实一般，不要羞于对医生表示，一般情况下，作为医生是不会因为你这句话就刻意用"差"的，而是选择相对而言性价比更高的，从而降低医疗的总价。

这就像我们在买车的时候，只需要选择品牌和大概的型号就可以确定自己的爱车。然而如果需要你选择座椅的皮质、方向盘的颜色、天窗的规格、空调的品牌、雨刮器的长度……你也许感到十分为难。但是医生就像是制定汽车型号的产品专家，他更有可能在你的心理预算范围内帮你配置一个更符合你需求的、兼顾安全性和时尚性的车型。

这就是医生的"理性思维"。

因此，从理性思维出发，每个潜在的病人都要警惕"道德绑架"在医疗决策选择中的存在。

先来看一个真实的例子。一个病人得了癌，要用免疫治疗。

选择分两种，一种（国产）3000元/周期，一种（进口）15000元/周期，从效果上看确实差别不大，我就问病人的女儿用哪种。她犹豫了一阵子，就说去和她的姐姐商量。我看她在走廊里打了很久电话之后，回来又和我确认，两种药效果是不是真的差不多。你会明显感受到，她不希望因为自己选了便宜的，就选了效果差的，因此背负日后治疗效果不好的责任，但是她的反复确认也表示了她真的为难。我再三地表达两种药物没有差别，但她还是艰难地告诉我，她们商量好了，选进口的。

有趣的是，当我后面安排用药的时候不小心说了一句，那个进口药（贵的）需要进行为时3个工作日的临时采购，国产药有现货。我感觉到她瞬间如释重负地说："那我们要不还是用那个快的吧。"

作为医生的我没有一丝丝嘲笑的想法，而是打心眼里为她感到愉悦，也为自己发现了一条新的思路感到快乐——她把问题从选"贵的"还是"便宜的"，转移为选"快的"还是"慢的"，这是一种非常灵巧的理解。毕竟这多出的3天的等待，意味着病人心里多了3天肿瘤没有被治疗的焦虑，还多了3天的住院费、陪床家属的误工费和3天无效的陪伴。从这个角度来说，选"快的"比选"慢的"更有价值。

作为家属，大部分人能够做选择的依据就只有价码，选择了贵的就代表关心和爱，选择了便宜的就代表不重视，这是一种对病人非常明显的暗示，而这种无奈的象征意义让作为医生的我很不舒服。我也无数次感慨，治病就是治病，谈钱多伤感情。

很可惜，道德绑架几乎影响了一切医疗选择，特别是重病、危重症治疗过程，没有一个病人家属能够幸免。对于一个普通的工薪阶层家庭来说，即便最终无奈作出了选择，也可能会面临在治疗不顺利的时候埋怨治疗选择，或者在家庭遭遇财务危机的时候将埋怨指向患病的那个人。

而面对这一切，我的建议是所有的家庭成员一起学习，一起决定。只要是医生给出的选择，无论哪种，都应当是合理的选择。因此就只有一种选择是"更合理"，但没有一种选择是"不合理"。这使得你在做任何决定的时候，都是源于医生的建议，而并非自己道听途说或者互联网搜索而得。你还需要理解的一点是，你大多数情况下的选择，其实都没那么重要。

希望每个人都能生长出面对选择的智慧，像上面例子中那位女儿一样，可以将引起道德绑架的问题，转化成一个更为清晰、有效的叙事，在经济条件确实一般的情况下作出让大家感到心安的决定。而作为病人本人，也同样要理解花钱和看病不对等的复杂关系。

Tips：医生会因为没钱赶病人走吗？

既然提到病人要根据预算进行治疗选择，那有没有可能出现一种情况：就是治疗还没结束，但是病人的钱没了？交不上钱，医院会不会把病人赶出去？医生和护士又会不会给病人捐款，帮病人渡过难关？

其实这两种极端的情况经常会出现在电视剧里。我首先没见过赶病人走的，也很少听说过筹款的情况（有些医生会帮病人转发"xx筹"等）。首先，如果是急症需要抢救的情况，都是由医院先打开权限进行治疗，同时通过警方积极寻找家属，或者能提供治疗费用的一方（通常是肇事方）。非急症情况下，医院是可以等待病人筹款结束再进行治疗的。如果病人又不拿钱，又要求开始治疗，这种极其罕见的道德绑架的情况下，医院会建议病人选择相对于积极治疗概念的保守治疗。

另外，医生通常会在费用可能很高的时候提前做好铺垫工作，例如骨髓移植可能需要几十万，但是如果发生并发症甚至需要上百万甚至更多，那么就需要提前和家属铺垫好费用，让病人家属有充分的预期和预算，这才能尽量保证不会发生治到一半不能继续的情况。医院在当下无法进行慈善工作，它并没有一笔所谓的慈善基金用于帮助弱小者、贫困者，医生也没有进行分配的权限。在一些特殊疾病上，一些公益基金会帮上一些忙。比如我的朋友菠萝就创建了向日葵儿童，通过公益的形式支持儿童恶性肿瘤的治疗。

在类似英国科普书《救命啊！》等作品中，我经常感受到一种鸿沟般的割裂感。我很难在这些书中看到任何关于金钱的描述，而在国内的医疗现状下，我常常看到的是金钱的困境，而往往并非表现在"不交钱"这件事，而是通过其他的途径体现。

例如在交通事故后，医疗文书对于伤情的描述会影响病人可以进行怎样的医疗检查，由肇事方进行多少金额的赔偿以及工作单位给与多长的假期。不谈钱的医疗是与真实世界割裂的，但是我也非常希望大多数读者能够了解，我们的医疗选择往往和钱的关系存在，但并不大。真正决定我们医疗结果的关键是疾病的类型和发现是否及时。

第三节　过度医疗的度在哪?

　　这个问题对于一个体制内的医生来说，应该算是一道送命题。我当然知道应当呼吁世界充满爱和信任，然而真实世界的医疗行为并不永远如此。

　　医疗行为和亲密关系一样，爱着爱着，爱就淡了，而过去靠爱和信任弥补的创痕都暴露了出来，双方解决问题的出发点不是基于爱，而是越发升级的监督机制——去任何地方都要发定位，公开手机的聊天记录，财务的透明，看似解决问题的方案，实际让两颗心越来越远。

　　过度医疗是导致医患信任崩塌的关键因素。当人敞开自己最脆弱的身体任另一个人观察、切割之后，却发现这一切居然是源于医生的私心和贪欲，自己似乎成为了医生牟利的工具，这会让一个老实人感到愤怒，特别是当病人是这个老实人挚爱的亲人。

　　过度医疗的发生不只会让你产生对某一个医生的不信任感，还会波及整个医疗体系。过度医疗产生的根源是人性，但我们必须承认，尽管医生是一个职业道德需求非常高的职业，但也并不代表所有医生都有高尚的道德。

每个行业都是如此。

01. 很多时候像一场共谋

2020年6月，来自北京市三甲医院的一名医生以"揭黑斗士"的身份横空出世，对另一名来自上海市三甲医院的医生提出毁灭性的指控——过度医疗。在不以盈利为终极目的的公立医院体系内，过度医疗不是对技术的否定，而是对一个医生人品的全盘否定，这对任何一名爱惜羽毛的医生而言都会产生巨大的打击。双方隔空交火数月的时间，无数的网友加入讨论并一边倒地支持"揭黑斗士"，并跟帖叙述了自己被"过度医疗"的过程。上海市卫健委也下场处理此事，在经过长达几个月的调查取证之后，认定不存在过度医疗行为。中国科学院院士、国家癌症中心主任赫捷曾在接受采访时表示，医学发展是一个探索的科学，很多标准包括国际上的惯例都是几年前的，因此已经获批的药品适应证或者写入指南的医疗方案很可能是落后的，应该基于较为充分的临床证据给病人一些超适应证，或者是超指南的治疗，这似乎为这一场医疗系统的内部争斗画上了一个句号。但这场争斗仍然不可逆地造成了一个后果，那就是"过度医疗"在过去只停留在病人群体的想象中，现在却因从业人员的自发揭露而被认为"实锤"。

这些姑且算互联网上的医生间矛盾的舆论发酵，但2021年6

月7日，在十三届全国人大常委会第二十九次会议上，《医师法》草案拟提请二次审议。全国人大宪法和法律委员会副主任委员丛斌汇报了对草案二审稿作出的修改，其中明确规定医师不得出具虚假医学证明文件，不得对病人实施过度医疗。当《医师法》明确规定不得"过度医疗"的时候，是否就证明了"过度医疗"不但存在，还是一个需要立法，通过惩治措施来制约的问题？

其实，过度医疗在全世界范围内都存在。

在一些西方国家，由于"全民医保"，医疗保险承担着全部压力，因此过度医疗的提出者并不是病人方，而是保险方希望医生少做检查，少进行治疗，从而更合理地控制费用。但即使在这种社会体系内，只要病人会因为高需求产生高费用的治疗时，例如不能报销的私立医院、可穿戴设备等，医生的专业知识能够左右病人的付费需求，那么过度医疗就仍然会发生。

在新闻舆论及社交媒体方面，病人方和医生方对于过度医疗的理解也经常存在巨大偏差。一个病人自诉急腹症发生后24小时疼痛消失，但医生依然坚持要做手术，病人拒绝手术后发现居然自行好转了，因此坚信这险些造成一起十恶不赦的过度医疗行为。

然而，这在大多数医生看来是一个明显常规的医疗流程，从"结果"并不能倒推医疗行为本身。因此，对过度的不同理解会受到医学思维的差异的影响。如果对过度医疗下一个定义，普遍认为是指医生在以创收等为目的的前提下，对病人进行与其本身所患疾病完全无关的诊断和治疗。因此，评判医生是否以创收为目的，就尤为关键。

在我待过的每一家医院里，基本每个月都会有一次全院的例会，而在例会当中最重要的部分是医疗副院长或者医务处处长进行本月药物和治疗情况的汇报。其中最刺激的环节就是公开列举那些开具某些高价药物排名靠前的科室和医生，从某种程度上讲，这算是一次公开处刑了。每一个排名靠前的医生都会被认定为靠开药牟利，因此在这样的价值观和处罚的双重约束下，过度开药的行为就会受到一定的遏制。而在医院管理部门这个小环境内所监控的"耗材占比""药占比"，也无一不是克制过度医疗的主要工具。

利益

有利可图，是过度医疗的一个核心动机。

有利可图不只像前文分析的来自直接的利益（分成、回扣等），也可能来自年轻医生的困境。在医疗行业内，年轻的医生往往缺乏很好的口碑，也没有那么多病人的积累，因此如果没有稳定的病源，从内心上就会倾向手术，并且夸大手术的价值。

老医生为什么很少过度医疗？这是因为他们已经有了足够多病人的积累，他们可以从 10 个可能需要手术的病人当中，选择 3—5个最需要手术的，剩下的病人，要么病变很轻不需要手术，要么有一定的禁忌症不能手术。对于病人量较少的医生来说，如果给这类病人进行手术，就有可能触发过度医疗的警报，但是如果他也坚持和老医生一样的标准，就可能没有手术做。在做医生之前，我一直觉得医生是永远不缺病人的。但是真实世界的医生，如果要成为一名优秀的医生，却总是需要经营病人群体。

决策权

如果说利益是过度医疗的动力，那么决策权就是发生过度医疗的必要条件。如前文所述，即使是我们体检中发现了甲状腺结节、肺结节、冠脉狭窄，通过简单的数字也无法直接比对权威指南来进行自我诊断。医生经过学习、总结和消化后的大脑是帮助我们进行综合决策的关键要素。

因此，当医生享有决策权的时候，他的决策就受到主观因素的影响，作出的决策也会更符合自身的价值主张。因此当决策给到病人之后，病人也是会质疑的。

我的同学是消化肿瘤的权威之一，曾经将 CART 疗法发表在顶级期刊《新英格兰医学》上，他和我说过进行试验阶段的一个故事。一个老人家有一天颤巍巍地去他门诊，拿着一份报纸问他——"我原来一直接受的就是这个神奇的疗法啊？"同学很紧张地解释，这虽然超出指南，但是一项相对成熟的技术，还没等他说完病人便笑着打断——"我的意思是，你们给我免费治病，还效果这么好，我看不懂你们图啥，我这心里犯嘀咕啊！现在我知道是为了给医学做贡献，那我就踏实了！"这个滑稽的故事提醒我，医患双方"买卖"关系的不平等地位让病人永远处于被动、焦虑、怀疑的状态。对医生的决策，病人无法简单地判断其出发点是源于善意还是利益，而且这经常由其是否产生"善果"决定。假设医疗的结果不顺利，病人就有理由怀疑医生以科研利益为由进行过度医疗，而这种可能也依旧存在。

病人主观意愿

很多时候，病人的主观意愿也加速了过度医疗的发生。

曾经一段时间内，开 PET-CT 检查医院会下发奖金，这份奖金是光明且合理的，这使得肿瘤相关科室医生的月收入和 PET-CT 关系很大（现在已经没有了）。一位病人通过 CT 检查发现了肺部小结节，主动到我门诊说想做个 PET–CT，但 3 毫米的高密度结节大概率是良性的，只需要随访就好。我苦口婆心讲了半个小时才劝他放弃这个当时价值 1.2 万的检查，事实上，我当时确实是在努力克制自己对金钱的欲望，我并不是想标榜自己的高尚医德，而是担心科主任发现之后严厉批评我。虽然故事的结尾是我发现他第二天找了另一个医生开了 PET–CT。

很多病人还会追着医生打一些类似增强免疫的针，输营养液来增强营养，开一些传说有神奇效果的抗肿瘤药，这种心理是能够理解的。看病中最怕的就是病人说——"难得来一次医院，来都来了，就开点药吧"，但这只会事与愿违。病人对健康的过度渴望，甚至因在互联网繁杂信息下产生的过度焦虑，都促使他们主动选择了过度医疗。

02. 破解法：第三方入局

除了医生的自律、病人的冷静，有什么能给过度医疗踩下一脚刹车呢？

行业监管。既然我们之前提到，决策权是病人的信任和医疗机构的资质赋予医生的，是过度医疗产生的必要条件，那么防止决策权不被滥用，也同样是医疗机构责无旁贷的事情。"魏则西"的事件中，魏则西的家人通过某度查询到北京某医院有科室进行"生物疗法"，使魏则西一家花费高昂的治疗费，获得了不实的过度医疗。而事件发生之后，有关部门调查发现这个科室是医院外包出去的，这种影响使得业内对整个医院的印象短期内发生崩塌。因此，过度医疗在个别病人身上发生，可能导致医疗纠纷，而如果是一个科室长期广泛的行为，会给一个医院造成巨大的负面影响。

因此医院管理部门会通过"药占比""耗材占比"等指标进行科室绩效考核的评估，但它的实际价值是有限的。一个确定的制度一定会逐渐产生一套成熟的"钻空子"方法，科室作为集体依然会在红线临界点试探进行利益最大化的行为，甚至会权衡过度医疗所产生的获利与造成惩罚之间的轻重。所以，这个源于内部的刹车，经常是不可靠的。

同行评议。第二种方法，就是所谓的同行评议制度。

我相信读到这里的你一定也是各行各业的精英，一定会对自己的行业发生的社会事件有超出大众理解的认知。一个建筑如果出现了坍塌的现象，你从报道当中就能够大致推断是哪个环节出了问题——也许是设计的力学结构，也许是层层承包到无资质的团队。"毒教材"、坠机、"老坛酸菜"等事件也是一样，只有内行才能看到"门道"。

医疗也是一样。假设我看到一个人因严重的手术并发症去世，第一反应是先看手术适应证是否成立，然后再看流程是否合理。如果病人术前的片子一看结节就是良性的，而且病人身体还有一堆毛病，显然就是不该手术的病人做了手术。然而，并不是一切因手术并发症去世的病人都发生了过度医疗，只有业内人士才更有发言权，也不容易受到舆论情绪的影响。

对于过度医疗和超适应证用药的争论，也容易被互联网"小作文"的情绪带偏，让事件发酵成为罗生门而无法还原真相。但实际上，超适应证用药并没有错，它是合理行为中的一种。前文叙述过，新疗法的推进一定是先于指南修订的，因此要求医生一定按照适应证，使用医保内药物，本身就是对医疗进步的否定。对于超适应证用药和过度医疗之间的界定，也需要该专业领域的核心人员。

这种同行评议不只发生在发生医疗纠纷之后。在大多数优秀的医院和科室内，科室的话语权威会通过对过度医疗行为的抨击，产生一种良性的价值氛围，使集体对不良的行为从道德上进行抵制。在术前的查房中，我们的科室主任经常指着那些肺小结节质问一些医生："我们是没手术做了吗？我们也要这么没有节操吗？"问得一些医生哑口无言。在这种价值观导向下，大多数医生也会管理好自己的行为，在医院获得更好的口碑，才会获得由其他医生转诊来的病人。

选择第二诊疗意见

但如果医生只是给我进行了看似不需要的检查或治疗，让我对他的医疗行为产生了质疑，还没有给我造成巨大的伤害，我该怎么判断其是否"过度"呢？

个人建议，在不确定、存疑的时候，尽量在进行关键节点前选择第二诊疗意见，这是当下最能减少自己被过度医疗的方法。

这种第二诊疗意见的判定其实是在当下医患信任不足的情况下自然而然形成的。没有专业的医学思维，病人永远无法确定自己所接受的治疗是否受到医生主观利益驱使的影响。但在寻求第二诊疗意见的时候，有一些需要说明的细节。

第一，第二诊疗意见有无利益相关性，可以从不同的角度给你参考。我的"好大夫在线"上每天都有很多咨询，其中绝大多数都不是找我寻求手术，而是咨询一种方案是否合理。这种无利益相关性的参考，可以让你判断目前你的病情属于"证据清晰，治疗方向明确肯定的"，还是"复杂的、需要具体分析的"。

一次病人咨询我："肺癌合并肠癌，不知道是肺转移到肠，还是肠转移到肺，当地医生搞不清楚。"我回复他："这件事就是不容易搞清楚的。"这能够从无利益相关的角度给他一个基本印象——当地的医生并不是水平不够，也不是过度医疗，而是这件事本身就很难。

如果病人咨询我"已经病理取到了癌组织，下一步当地医院要选择 xx 方案治疗"，我便可以给出更明确的答案——当地医院的治疗方案是不是符合目前的治疗共识。

但无利益相关性的医生通常只能回答"常识性"的问题。但只有和"有利益相关性"的医生，才更能具体分析你的情况。有个病人走投无路的时候找到我们外科的主任，外科主任仔细了解情况之后，推翻了前面四五个医生建议的保守治疗，愿意为病人手术，最终病人也成功从手术康复，用他的原话来说——"寿衣白买了"。这种类型意见的好处是，只有医生把你当作自己的病人，才会在关键节点选择和你共同承担风险。

第二，在紧急时刻，不要寄希望于第二诊疗意见。经常有病人家属咨询我，一位病人躺在重症监护室里，希望得到我的指导。然而在复杂的、特殊的情况下，如果没有临床参与病人整个过程的治疗，是没法直接和病人解决问题的。这种复杂情况唯一的解决方案是通过邀请院外会诊。例如一些知名的感染科医生、重症医学医生可以通过分析病人一段时间来的感染情况，给出更有价值的抗生素组合、呼吸机参数的指导。而这些无法通过病人家属的转述获得，也无法直接告知家属。假设病人家属递给我一张纸条，上面写着自己去其他地方问来的病人治疗意见，我会觉得这无异于病人家属去庙里求了个签。

第三，获得第二诊疗意见不是多多益善的。对第二诊疗意见的过度追求，就陷入了另一个极端，代表病人不再信任任何医生。之所以没有建议第三、第四、第五诊疗意见，就是因为大多数医生仍是值得信任的，第二诊疗意见是在你对一个医生非常不信任的前提下寻求的一种补充措施，来让自己更好地判断究竟是过度医疗，还是自己误会了医生。

Tips：常见过度医疗行为

2018 年 12 月 3 日，*JAMA Internal Medicine* 发布了一篇题为 *2018 Update on Medical Overuse* 的文章，盘点了 2017 年已发表的与过度医疗相关的研究。

不必要的心电图检查很常见

他汀治疗的病人血脂检查很常见，但很少会对方案调整产生作用

过度诊断甲状腺癌，徒增病人焦虑

补充钙和维生素 D 并没有减少老年人的骨折风险

普瑞巴林可能对坐骨神经痛无效，常有副作用

在姑息治疗中抗精神病药物对谵妄无明显疗效

机器人辅助根治性肾切除术似乎不能改善临床结局

高敏肌钙蛋白升高，很少是心梗

哮喘过度诊断

改建电子病历系统，可减少不必要的检查。

总体的感觉是，这篇文章虽有道理，但不接地气。这些都是在医疗保险支出方对于西方医学过度医疗的遏制，可以理解为你本来吃的是自助餐，但是餐厅老板为了控制成本要求"少拿少取，光盘行动"。

然而我们此处探讨的是需要病人支付费用并进行的非必要治

疗。如超出指征的"扁桃体切除术"、无效的输液和注射、被过度使用的抗生素、晚期病人无休止的抗肿瘤治疗等等。

当下过度医疗的利益趋势主要来自手术所使用的"高值耗材"，以及由重病带来的"高价药物"。举两个例子来感受一下。

肺结节

肺结节是个过度医疗的重灾区，从我们的专业角度来说，8毫米以下的结节都可以定期随访，另外，即使是8毫米以上的结节，如果一直随访没有变化，我们依然可以不断地拉长复查间隔，根据结节变化的情况选择是否手术。多数微小的结节，假如一辈子不变化，就一辈子都不需要手术。

在一篇文献中也提到，大多数纯磨玻璃结节干预的时间和病人寿命没有关系，也就是发现结节的时候立刻手术，和你等结节增长的时候再手术，病人的生存时间是一样的。但是二者的差别是，在严密的监测下等待结节增长后再进行手术，非但不会导致癌症的转移，也能减少良性结节进行切除的概率。2011年国际权威机构IASLC（国际肺癌联合会）工作组报告上（22173661）更是把良性结节进行手术的比例规定在15%之下。但如果一家机构的良性比例明显高于20%，就代表着可能其中存在过度切除的可能性。

肺结节切除之所以是会逐渐开始"宁杀错，不放过"的情况，也许起源于癌症可以"早发现，早治疗"的基本认知。然而事实上，虽然都叫"癌"，但是表现为磨玻璃结节的"癌"增长是相对缓慢的，能够给病人一定的缓冲期来观察评估。随着CT的精度不断增加，越来越多的人发现肺结节，对癌症的恐惧和焦虑促使病人愿意进行手术，至少能解决心病。而另一方面，肺部手术又有极高的性价比——通过微创方法，采用价值几万元的切割闭合器像订书器一样在肺上打几枪，有的简单手术甚至只需半个小时就能完成。更重要的是，早期的肺癌康复之后复发率很低，未来会介绍更多的朋友来就诊。于是，这种低风险高回报的收益模式，就产生了医患"双向奔赴"的结果。良性的肺结节切除比例增高，就是这一结果必然的"代价"。

心脏支架

心脏支架（介入治疗）在全世界范围都存在过度医疗。一个人到底在什么情况下必须要放支架，什么情况可以用药物保守治疗，什么情况又要做冠脉搭桥，似乎总是模棱两可的，而介入治疗的费用是高昂的，排在目前人均医疗支出疾病的第一位。

2022 年 7 月 2 日，在第二十五届全国介入心脏病学论坛（CCIF2022）开幕式上，北京大学第一医院霍勇教授发布了 2021 年中国大陆冠心病介入治疗数据。2000 年我国心脏介入手术的数量为 2 万例，而到了 2011 年竟达到了 34.1 万例，到了 2021 年，这个数字达到了惊人的 116 万例。但好消息是，从 2014 年起，我国的冠心病介入平均支架 / 药物球囊数始终稳定保持在 1.5 个以下，尽管这种结果也不代表一些地区滥用支架的现象不存在。

支架只是一个工具，它不但能够以最微创的手段解决冠脉的狭窄问题，还能在危机的时候迅速改善冠脉堵塞，让病人起死回生，甚至增加数十年的寿命，这绝不是一项坏技术，然而人们担心的是医生因为高额的回报滥用支架。参与中国首台冠脉介入治疗的胡大一教授也不断声明：心脏支架有其应用边界，多种原因导致滥用情况发生。但专家学者也表示，滥用支架的行为并非普遍行为，但即使是一小部分医生的个人行为，在中国广大病人群众中造成的影响还是存在的。

而 2020 年的集中采购之后，心脏支架价格从 1.3 万元到 700 元的"大跳水"，引起舆论狂欢的同时，也让所有人看到了支架的成本和售价之间的巨大差异，原先这中间的利润空间让人们更加确信医生诱导过度医疗的可能性。在降价后，劝说病人进行无意义介入治疗的行为也得到了很大的遏制，毕竟如果没有高额的回报，也很少有医生愿意在辐射的暴露下穿着铅衣进行非必要的手术。

第四节　养生还是杀生？

养生已经早就不是老年人的专利，而是逐渐成为 90 后甚至 00 后的一种新潮的生活态度。在看似轻松滑稽的表述背后，也能感受到年轻人对自身生活和工作状态的心酸和抗争。

我们先来看一组测试题，看看你会在第几个著名的养生流言中迷失。

1. 冬天要吃黑色的东西。这是我妈妈最爱说的，所以我从小时候开始冬天就吃黑米、黑豆。和这个相似的还有曾经风靡一时的"张悟本绿豆疗法"，吃绿豆抗肝癌，甚至导致绿豆涨价。我相信这题比较简单，大多数人是不信的。

2. 吃猪血可以清雾霾。这是 2016 年前后北京雾霾最严重时期的坊间流言。之所以看上去有点道理，是因为吃猪血容易排黑便，猪血里的铁和胃酸结合之后，便便就是黑色的。多年的金庸电视剧经验告诉我们，能排出黑色的东西就是排毒，但这种一厢情愿的惯性思维，稍微有点科学常识就很容易破解。

3. 喝温水养生，喝冰水会导致体寒？中国人都讲究喝热水，喝温水，会感觉更养生。有人会说我确实觉得喝热水身体会舒服一些，这我不否认，毕竟适量饮水本身就能促进代谢废物的排泄。但从理论上讲，喝多少度的水更养生？我不知道。我只知道水温超过65℃会导致食管癌，这才是有证据的事实。

没错，从这一点开始，很多朋友应该就有不同意见了，而接下来的题目我们已经不会再有绝对一致的答案了。

4. 胸腺肽能够提高免疫能力？胸腺肽是什么呢？是我们人体胸腺分泌的一种蛋白质，能够起到促进免疫的作用。很多的老专家、老干部每到秋冬季节，会给自己注射胸腺五肽，甚至使用不同的胸腺肽品牌竟还能产生优越感。然而胸腺肽对于抗肿瘤、提高免疫能力的作用其实并不确定，但是即便没有证据，很多大牌专家，也依然愿意相信它。

5. 红酒可以软化血管？我只知道只要是酒就有可能对人体造成损伤，但是很多人坚定地认为少量饮酒可以活血。于是究竟喝什么酒，怎么喝，什么时候喝能够起到更好的效果？这题，我选择放弃。

6. 情绪会影响基因表达？这其实是生命科学学者和基因检测企业经常争论的一点，从证据级别上，我们的确还没有发现明确的证据，但是我们的神经系统非常复杂，焦虑紧张的时候会拉肚子，而既然这中间的机制我们目前尚无法明确，那么情绪是否影响基因表达，甚至引起肿瘤，这种可能性是否依然存在？

这些"养生秘诀"到底是谣言还是伪科学，不只是我们无法分辨，连顶级的意见领袖在很多问题上都会出现意见分歧。但并不是你辛辛苦苦养的生都一定是健康的习惯。

01. 过去：别问科学性，问就是信则灵

不用说今天了，在古今中外的历史中，养生都是人类一种从未停止过的内在本能。

放血疗法

如果你接触一下欧洲医疗史、美国医疗史，包括中国古代的医疗史，你就会惊奇地发现，过去的人治病和养生的基本方法居然出奇地一致——放血。头疼脑热，一定是血多了，放血；发烧，那一定是血热，放血；驱邪，血里有淫邪入侵，当然更要放血……英格兰国王查理二世和美国连任三届的总统华盛顿都死于放血疗法。

为什么世界各国的古代医学始祖都不约而同地看上了放血这种行为呢？

西方医学之父希波克拉底创立的放血疗法从公元前 5 世纪一直到 19 世纪被奉为经典。他的理论基础与我国的传统医学有些相似，即人体主要有四种主要液体：血液、黏液、黄胆汁与黑胆汁，身体健康源自四者平衡。所以很多疾病的发生，是来自于体液的失衡，特别是血液过多。从操作的难度上我们可以倒推，人们很难通过简洁的手段来释放胆汁和黏液，但放血是一项容易习得的技术。我们的传统医学里也有血稠这个概念，传统医学认为放出一定的血液，很多病就能康复。慢慢的，放血的使用场景不断泛化，从疾病治疗的场景前置到正常人，于是成为当时贵族和王权们的一种时尚的养生方式。

所以，是人们的认知决定和限制了其行为。

《美国医药社会变迁》这本书提到，18、19世纪的美国医生根本就没有现在这样高的社会地位，他们经常是一群找不到工作的游民。当时的一个医生虽然要服务几千名病人，但是病人很少主动找医生，都是医生去劝说病人进行放血。所以负责操作拔牙和放血的外科医生，其地位远不如了解人体并可以用药的内科医生，所以很多外科医生由当地的理发师转行而来。

虽然当下我们不能完全否定放血在医学中的合理使用，但至少它已不再是一种主流的治疗和养生方式。人们不再有血脉传承这种封建的认知，也会警惕血液的流失，因此能够科学地理解放血疗法这件事。献血也并不应被鼓吹宣传为一种养生行为，而只是一种对个人几乎无影响的社会奉献。

顺势疗法

除了放血疗法之外，19世纪的美国还兴起了一种"顺势疗法"。顺势疗法是替代医学中一种充满了玄学思考的治疗模式，其"原理"是为了治疗某种疾病，就要使用一种能够在健康人体中产生相同症状的药剂。例如，你现在产生了头疼的症状，而毒性植物颠茄也能够导致一种搏动性的头痛、高热和面部潮红。因此，顺势疗法药剂颠茄就用来治疗那些发热和存在突发性搏动性头痛的病人。

和放血疗法相似，这也是一种哲学层面的治疗理念。塞缪尔·哈内曼是一名德国医生和药剂师，也是顺势疗法的创始人。在16世纪末，放血、水蛭、抽气罐、泻药和砒霜等巫术一般的治疗方法正在盛行。哈内曼想要放弃这些恐怖的疗法，并偶然地发现了金鸡纳霜（奎宁）可以治疗疟疾，但治疗疟疾的同时也导致病人发生了发热、脉搏加快这些和疟疾相似的症状。他认为这些药之所以能够起到治疗效果，是因为它能够产生与疾病本身同样的症状，算是"以毒攻毒"，于是他构架了"同类治愈同类"的治疗理论。顺势疗法（Homeopathy）这个源于希腊语 homoios（相似）和 patheia（患病）的单词从此诞生了。

所以，顺势治疗是不是听起来显得有些强行解释？但就是这种看似奇妙的治疗哲学，不但在相当长的时间内与美国的正规医学分庭抗礼，能够独立招生，并且无数次抵制住了"正规军"的歼灭战，直到几十年之后才慢慢退出正式舞台。

当然，我们在这里不去完全地否定这种治疗或养生的办法，但是如果你的孩子要上大学学这个，还和你说学这个特别有前途，能赚很多钱，也能评教授，你会不会觉得当时的人脑子都坏掉了？

上面这些看起来像杀生一样的养生手段，它们的包装和传播之所以如此成功，一分靠科学，九分靠意识形态。这里所说的意识形态是指与一定社会的经济和政治直接相联系的对医学观念的认知与理解。

气功

比如在我们国家，20 世纪八九十年代曾经兴起过一阵子"气功热"，在我模糊的记忆中似乎还有父母曾经练习过的印象，后来突然销声匿迹了。小时候我还经常看到身边的人进行安利产品的传销，而现在"安利"已经被抽象为传销这种方式，而真正销售安利产品的少之又少。所以养生方法总是潮水般往复，经常在退潮之后留下一地鸡毛，又不知什么时候会以另一种相似的方式卷土重来。

西药中化

20世纪初的中国正在经历"西医东渐"的过程，中国人并不信任西医，所以西医一度非常难办。以张锡纯为代表的医生以西药有效成分掺入中药，然后当做中药卖向市场，是民国时期一种极为常见的做法。比如，广东著名的"梁培基发冷丸"，即是自国外购进"见连"（也就是"奎宁"，金鸡纳霜中提取），掺进一些无关紧要的中药之中，制成丸药。这种"西药中化"，迎合了民众对于中医和中药可"治本"的信任，使得"梁培基发冷丸"在民国初年的广东畅销一时。

慢慢地，当国人发现和认可了西方医学的价值，一大批医学院和医学生逐渐出现，此时社会的风气竟发生了180°的转变，"中药西化"便出现了。当时上海有个著名的商人黄楚九，他在1920年左右制销了一款叫做"艾罗补脑汁"的发家产品，这也算是最早的一款保健药吧。为什么要叫艾罗？其实"艾罗"即yellow的音译，也就是黄楚九本人的姓氏，然后打着美国"艾罗博士"（不存在）的招牌，将药包装为西药。这种山寨西药在市场上非常火爆，一个原因是他广告宣传做得好，可见是抓住了当时京沪名流对于养生的痴迷和对西方文化的推崇。

我们小时候也经常见到这样的广告，说某个药是美国最先进的科技，美国某院士推荐云云之类，意思就是这个东西是进口的，进口的好，而现如今却很少能听到这样的说法。

酸碱体质

在西方国家也有类似的故事，著名的"酸碱体质理论"就是一个世纪性骗局。2018 年，美国"酸碱体质理论"之父罗伯特·欧阳被美国法庭判处赔偿 1.05 亿美元，并当庭承认"酸碱体质理论"是个骗局。但是许多年来，无数的人受到这个理论的影响，甚至将生男生女与酸碱体质联系起来。超市也因此推出了"无酸肉"，来迎合"酸碱体质理论"下的养生潮流。

但事实上，酸碱体质是无稽之谈。如果你因为焦虑愤怒疯狂喘气，你的体液就会变得偏碱性一点点，很多人会表现出"气得手麻"的感觉。你短期进行举重之后，体液又会因为乳酸堆积偏酸一点点，局部肌肉会感觉酸胀。但人体的代谢调节能力很强，当你停止这些诱因，恢复常态时，体液的酸碱度很快就会恢复到 pH7.35 到 pH7.45 之间，并不会存在什么固定的酸碱体质。

回头看去，养生的时尚潮涨又潮落，而人却是未曾有任何改变。即使认识到养生路上如此多的骗局，为何人们却还是前仆后继地迷恋当下的养生方式？所谓养生，用扁鹊的话说，叫做"治未病"，因此只要人有长生的需求和高质量生活的欲望，养生就永远会以不同的形式出现。

02. 现在：姿态好看，效果免谈

历史上的养生方法是那么滑稽可笑，但是我们今天正在进行的许多养生活动，又一定是科学的么？

我说过一句话，人总是会把健康问题中一切功劳归结为自己的努力，而把失败归结为医学的局限性。所以你看那些养生的朋友，他们会认为自己的身体健康都是养生的结果。皮肤好了，是打了羊胎素；身体上不留疤，是打了干细胞。身子骨硬朗了，是喝了枸杞；床上功夫了得，是吃了大腰子。总之，一切的身体变好，都是由养生带来的。似乎养生是属于上层人士，甚至中产的一种精致的生活方式。养生圈最推崇"返璞归真"，越是上层人士就越愿意通过吃粗粮、吃淡饭来养生，同时吃上一些昂贵并稀有的食材。

说个最简单的例子，健身。

健身是一种养生活动么？可以是，也可以不是，完全取决于你怎么去做。我们理解的养生应当是你通过某一样行为使得身体变得更好。然而，健身却包含很多形式。

很多健身教练的经典台词就是，能多花一点钱养生，就少花一点钱养医生，但我们来拆解一下，其宣扬的养生观念，其实并不代表健康，而是"看起来"很健康。

典型的健身就是我们这种爱好撸铁的中年男，在健身房释放荷尔蒙、汗水和叫声。但其实健身的核心目的是为了"身材好看"而并非身体健康，为了追求极致的好身材，过度的撸铁行为也有可能造成关节肌肉损伤，严重的出现横纹肌溶解、血红蛋白尿，有些运动量远超过普通但自信的中年男的承受上限，甚至容易发生猝死。为了获得更好的身材，许多人甚至会选择"上科技"，大量的蛋白补剂也会加重肾脏的负担，更不用提诸如睾酮注射这类的极端科技。

拥有强壮的胸背肌肉、麒麟臂、八块腹肌，当然会给人一种看起来"很健康"的感觉。但实际上为了获取这样的身材所付出的健康代价也同样存在。因此我们需要理性地看待健身对健康的影响，甚至我每次健身狠了还会因免疫力低下诱发慢性扁桃体炎的急性发作。

另一种是以控制体重为主的健身，通过适当运动来控制体重，保持较高的基础代谢率，保持一定的肌肉力量用于稳固关节，缓解高血糖和高血压表现，减少心血管事件和癌症发生率，甚至减少膝关节炎的发生率，等等，就更贴近我们对于"健康"的理解。

很多人认为如果自己平时不注意保养，熬夜、吃得不健康、坐姿不正确，就会进入亚健康状态。的确，养生应是一种"不积跬步无以至千里"的人生姿势。有些人以不管不顾的姿态肆意生活，而有些人愿意通过细致入微的日常保养让自己延年益寿，而大多数人处于两个极端之间。

Tips: 不同人群科学养生要点

一开始我提出的几个问题，总结了目前养生领域的几类理解——有些已经被证实是谣言的：吃绿豆抗癌、吃猪血清雾霾等；有些已经被证实对健康有益的：慢跑可以降低 20% 的结肠癌发病风险，针对肥胖、熬夜等属于疾病高危因素的改善是明确的健康生活方式；有些在不超量的情况下，可根据个体主观感受选择的：喝温水、泡枸杞等；有些目前没有定论，等待历史验证的：胸腺肽、情绪会影响基因表达等。

总的来说，如果要得出一个有实际推荐意义的表单，我是这样理解的。

儿童	营养和维生素补充，用眼卫生，优质蛋白质摄入
青少年	适量运动，充分休息，性教育与心理状态
中青年	控制体重，戒烟，少饮酒，控制反式脂肪酸摄入，充足睡眠，足量饮水，三餐规律营养均衡，工作与生活中采用合理姿势保护颈腰椎，肌肉力量和骨密度储备
老年	血糖血压血脂控制，减少非必要保健品食用，骨折与摔倒预防，精细运动锻炼大脑，早癌筛查

另外我们没有明确的证据支持，却也有很多人愿意相信"相信的力量"。这也没有问题，如果一个人选择相信"情绪可以改变基因表达"，因而会劝自己保持良好的情绪，这有错么？我觉得倒也没有。

我反对的只会是他因此频繁地购买基因检测的产品。我不反对养生，我反对的是因养生上当受骗这件事。我没法说服所有人，但

275

我能劝一个人就劝一个。

养生终究是一种个人选择，出发点是好的，但是在这个过程中，真心希望大家能够擦亮眼睛，善用医学的理性思维，不要在试图活得更好的过程中，成为人家的移动提款机。

第五节　当机器人有机会取代医生

如前所述，疾病谱在变化，医学手段在变化，科技在变化，医学模式也在变化。似乎所有事物都进入了一条快车道齐头并进你追我赶。而人类的道德标准、伦理和心理状态似乎被卷入了一场飓风当中无情撕扯。

然而，面对越来越强大的人工智能，人类医生真的会服输么？又或者说，人类医生有必要再负隅顽抗么？究竟什么时候能穿越那个所谓的"奇点"，让人工智能医疗成为医学的主要阵地，而人类医生成为辅助？

这部分探讨无意义将人类与机器争个高下，而是通过与人工智能的对抗，能够让我们更好地反思目前我们距离"有效的医疗"到底缺了些什么。

01. 谁在害怕人工智能

事实上，我们对人工智能医疗的刻板印象，也正如我们的祖辈专家评价辅助检查——"把身体交给一副冰冷的机器，这一定是资本主义的阴谋，是机器的野心！"当人们听说某汽车无人驾驶出现事故的时候经常会说——瞧，我早就说不靠谱！

但人们曾经以为的真理，往往只是真理的尾巴。我们看待医学新事物的时候总是会带有一种固有的偏见和抵触：既然我们之前这么久都能够治好病，那为什么一定还要接受新事物，特别是机器看病这件事？

但有趣的是，虽然医生群体会以非常谨慎的态度接受新事物，但民众和民间资本却始终保持对新技术的渴望。传统文化认为"身体发肤，受之父母，不敢毁伤，孝之始也"，民众却很快接受了冰冷的手术刀划过身体；封建思维认为男女同室有悖伦常，民众却很快接受了男妇产科医生为女性接生；当出租车还是绝大多数国家的垄断行业，网约车已经成为我们出行的必备。民间资本敏锐的嗅觉能够发现绕开政府垄断的唯一变量，那就是革命性的新技术，而资本的永恒目标就是通过新技术解决民众的实际需求。

然而在人工智能和医学交叉的会议中，每一位人工智能的公司CEO永远挂在嘴上的一句求生欲满满的话——人工智能无法取代医生，只能辅助医生。人工智能只不过是基于数据学习的算法，医生却学习了十年又实践了一生才磨炼出医学思维和技术，如果轻易地就被几条算法取代，甚至是超越，意味着人类最高门槛之一的医学也被攻克，在这样的条件下，可以说不止医生，绝大多数行业都将被颠覆。

但事实真的如此吗？每一个将人工智能医疗作为事业的人，真的认为人工智能没有取代大部分临床工作的可能性吗？曾经一个人工智能与人类医生的"看片子"对抗赛中，人类医生用了24秒看出了片子中的9个结节，而"机器医生"用了1.5秒看出了13个结节，还贴心地给每个结节评估了恶性的比例，和病人的实际结果完全一致。

我们最引以为傲的人类直觉体现在很多方面，其中著名的例子就是围棋。但这项让人类引以为傲的技艺，也已经因多名人类顶尖棋手的惨败而被AlphaGo无情地碾压。

手术和围棋一样，靠的也是一种精妙的直觉。如何在病人的皮肤上凭空划开一刀进行布局，除了大局观之外，细节之处更需要精确的计算，一丝一毫反映了主刀者的脾性和心态。尽管有无数的定式进行参考，但是面对每一个对手，你也许都会观察对手，并设计出最精准的路数。AlphaGo告诉我们，这种直觉是可以被学习、模仿和超越的。围棋可以，诊断、用药、哪怕是手术的直觉也未必不能通过机器的学习实现。

当我们听到病人描述的症状后，最优秀的医生能够想到几种疾病？能够翻阅几篇文献？但机器可以在5分钟之内搜索20万篇相关领域的文章，给出一个最有可能的分析。不夸张地说，所谓的人类的直觉，只不过是一个人在自身现有知识中找出最优解，这和机器从全宇宙中找到的最优解可能远不在一个量级。

人工智能医疗是一场全新的革命，这场革命和东西医碰撞不乏相似之处，我们必须要清楚地辨别，医疗行业对新技术的抵触和排斥，到底是来源于所谓的对生命的尊重，还是来自那些固执却掌握话语权的长者。假设有一天，人工智能医疗的强度真的超越了多数医生，是否会发生新时代的"西医东渐"？

02. 习得精确恰恰是机器本能

人们总有一个先入为主的印象，那就是人工智能必定不如人。

如果能有医生来进行糖尿病病人的眼科检查，一个人一天检查100个，10000个医生一天能检查100万个人。我们泱泱大国，虽然不缺病人，但缺的是医生，特别是缺少完成基本检查工作、防疫工作、熬夜值班和医疗文书工作的一线医生。

培养一个有专业资质的医生，究竟有多难？

首先是培养时间长。5年本科，3年硕士，2—3年博士（这10年无工资奖金，还要交学费），然后再经过3—5年不等的规范化培训（低水平工资），之后才有可能成为一名最低级的主治医师，独立进行医疗决策和最简易的手术操作。通常再经过10年以上，才可能成为一个能独当一面的主诊医师。

其次是淘汰率高，从开始学医走到成为主诊医师的人，十不足一，大部分的人都会因各种各样的原因被淘汰或者自己放弃。

而导致这种困境的原因有三点。

第一是生命的无上价值。如果说学习教育学做教师，顶多上砸一节课；学习广告学做广告策划，顶多搞黄一个项目；学习建筑学做设计，很难上来就负责盖楼；但学医学做医生，也许你走入临床的第一天就可能因为失误对人产生伤害。

第二是医学的复杂性。你所学习的知识都是"大概率能治好"和"小概率会出问题"，因此你就需要用不断的实践来让自己理解治疗的有效性和局限性。

第三是医学教育的内容变革速度已经远远跟不上医学技术的进

步。很多疾病和操作只有在陈旧的幻灯片中才存在，而现在早已不再应用。99.9% 的医生一辈子也没有见过一条寄生虫，却要为此付出一个学期的努力。这种理论和实际的巨大脱节，导致医学教育经常是无效且浪费的，学生既没有获得全方位的素质教育，获得的知识和技能也需要在工作之后才开始逐渐习得。发达国家的"冒牌医生"之所以能够成功伪装成医生而不被医院发现，就是因为"冒牌医生"所假冒成的新手医生，本身就"看起来什么都不会"。

因此一个医生从上学到成为能够解决实际问题的熟练工，需要大量的学习、实践，但更重要的是失败和失败后的反思。虽谈不上"尸山血海"，但临床医生的成长经常离不开血和泪的教训。我们作为病人虽然认为医学教育是重要的，每个医生总有自己的第一次，但内心也希望给我们操作的医生和护士都是久经百战的老手，而不是刚刚毕业的学生。

因此在这样的医学教育环境之下，培养一个只要插上电就可以工作的系统，不失为一种更具性价比的做法。试想如果一个人患上了当代城市中极其罕见的寄生虫病，你把病人所有的症状、体征、辅助检查的特点输入电脑，由电脑来进行判断，你认为谁会判断正确？是经过训练，没有情感的机器，还是一个离开学校 10 年的，当年只刷过题库考过"寄生虫"这门课程的医生？这名医生在专业化之后，最精通的是专业内的几种疾病，即便能够想到还有其他疾病的可能性，除了能想到请消化内科的医生来会诊之外别无办法。而在大城市中培养了 10 年的消化科医生诊疗的重点也是恶性肿瘤和炎性肠病，并不是所有医生都亲眼见过一例肝血吸虫病。

尽管我们理解，医生离开学校的 10 年一直在努力成为一名有专业资质的医生，也在努力成为一个更好的人。但机器系统和人脑在记忆容量、时长、准确性等方面的差异本身就是存在的，假如我们认为博闻强识应当是一个医生的优点，我们就同样需要承认机器也许在这方面才是天生的高手。

在同样的资源下，培养机器也更容易成功，也省略了可能会成为实习医生手下小白鼠的过程。

在一家医院，曾经有人开医嘱给病人腹腔内注射"400毫克"利多卡因，最后却不小心开成了"400毫升"，而后果可想而知。纵观医疗诉讼的历史，人类医生的"失误"一直在不断出现并刷新我们对于失误的认知。在美国，每年有几十万起医疗事故是由人的错误引起的，在法庭上的那些事故看上去都十分可笑，而可笑的背后却是悲剧。医生犯错误，是由他所经受过的培训、个人的状态（如工作时间过长）和生活习惯共同影响的一种偶然现象，放到足够的时长就大概率是一种必然现象。

我们觉得人会犯错，机器也会犯错。但实际上，即使抛开机器相对人来说微不足道的错误率，机器的错误也未必来自系统本身，而来自人不合理的使用。

当下人工智能医疗之所以频频遭遇困境，除了政策的原因外，我们对有效医疗的错误理解可能才是关键的原因。我们总希望让机器按照人类的思路来筛选最有可能的诊断和治疗，再由人类评判对错，实际上是忽略了"机器"自主的思考能力。我还记得多年前读科幻巨著《海伯利安》的时候体会到，假设我们拥有了机器的大脑，一段对人类而言复杂枯燥的数字就不再是一串公式，而是一场异彩纷呈的顶级视觉盛宴。人工智能的未来也许不是让机器像人一样思考，而是让它走自己的路。

美国三院院士李飞飞教授曾经研发的人工智能视觉机器人，能够在重症监护室通过比对病人的状态与医护人员的主动干预，自主学习出一套机器逻辑——通过图形来判断病人是否出现了特殊的情况（例如坠床、呛咳、自行拔除身上的插管等）。

这些特殊情况在经验丰富的护士监护下也许不会出问题，这是因为她能够把有限的精力分配给更有可能出现问题的病人，同时更知道该关注病人哪些情况。但是年轻护士就做不到，她们往往把精力平均分摊给每个病人，于是往往当病人迷迷糊糊准备把嘴里的插管拽出来的时候，她们正在忙着给"看起来更危重"的病人擦拭身体，等跑过去的时候为时已晚。

假如让我编写一段代码，我可能会让机器监测到病人双手触碰插管的时候报警，或者病人翻身接近床边的时候报警，或者……这就导致我每天都在不断进行调试，通过补丁补窟窿。另外，不同医院和科室习惯也不同，这就导致我花九牛二虎之力做出的产品，只能在一个科室使用，因此这个系统会因其局限性显得无比鸡肋。

但是李飞飞教授的机器学习会从成千上万的"图形事件"当中"自己"学习关键画面，也许是我们人类都没能观察到的细节。例如机器也许能够通过病人凝血化验检查中微妙的数值改变（甚至是改变的加速度），结合视野中病人下肢维度的变化判定病人发生了下肢静脉血栓。我们目前没有总结出的规律未必不会被机器发现，甚至我们能够理解的数字和机器比显得过于幼稚。虽然人类医生最宝贵的财富就是经验，但人的经验也仍然受大脑算力的局限，而这种局限对于机器来说是不存在的。

如果说人的经验是通过不同的逻辑形式进行筛选和推导，机器的"经验"逻辑可能因其算力的强大而显得粗暴并有效。当发生一个事件时，机器可以从已经学习过的数万种人类病例中找到最近似的数个场景，并且通过总结近似真实场景中人类的行为和最后结局，为人类医生提供最合理的建议。即使只是提出一个地震预警——"地震即将在 15 秒后来临"，也能够让人类警醒并迅速撤离。

同时，人类医生也可以反向学习，即从机器学习到的关联性中更有针对性地琢磨机器的思路，从而更好地理解疾病本身。这就像人们从 AlphaGo 的棋路当中证实了曾经的"中国流"存在的合理性，也发现了一些定式之外没有想到的变招。老祖宗教的围棋下法未必是最好的，机器为我们打开了新的大门。

03. 我感受你的疼痛，它解决你的病症

在这样的背景下，医生其实不需要让自己成为一部百科全书，而是要具有更加宏观的认知和对疾病、人文、宗教全面的理解，从而帮助病人做出符合他自身诉求的正确选择，也就是本书所致力于解决的"有效的医疗"。抛开人文的因素不谈，机器大概率能够为医生和病人共同提供目前已知最好的解决方案，甚至还可以标注不同方案各自的成功和失败概率。

这将是一种新的体验，人未来的健康问题似乎都能被预测出来，想想还是一件有些可怕的事情，因为随之而来产生的歧视是不言而喻的。未来的婚检就不是检查身体，而是两个人分别进入到一个机器盒子里，得出每个人未来患病的概率，如果发现你的另一半有

80% 的概率在 35 岁前发生猝死，而自己 99% 的概率能活到 100 岁，想必婚检结果会给这场婚姻增添一些浪漫的元素。

好在我们距离这一天看似还很远，但是机器开始循序渐进地改变我们的生活。它并非体现在人工智能应用于临床这件事，而是人类本身开始努力向机器学习，让医学行为看起来"更具合理化"。

在当代的医疗学术体系当中，人们似乎有一种共有的价值观，规范，专业，指南，法律，流程，SOP（Standard Operating Procedure 标准化操作程序），只要能够被结构化的东西，会让人觉得规范和专业，让人信服。

例如如果一位医生说，病人的引流液甘油三酯值增高大于阈值，判断病人发生了淋巴液外渗，就显得专业。但是如果这位医生的描述是"这个病人引流物浑浊了"，我们会觉得这位医生表述欠专业。"我觉得""应该""也许""凭我的经验""我以前见过一个病人"这些在现在以指南为依据的循证医学范畴内，是非常不被医生喜欢的一组词汇。

人在努力让自己像机器一样思考，来证明自己是合理且专业的，而不是像靠主观的经验和直觉做事。人类医生没有做好本该属于人类的"人文"领域，而是用机械的方法处理问题，但同时又不能接受机器自己来做，这就显得尤为奇怪。坦白讲，人类一定不会比机器的流水线更加严格和规范，但是机器却能用特有的"机器直觉"做"只有人能做"的事情。

SOP 是 Standard Operating Procedure 三个单词中首字母的大写，即标准化操作程序，就是将某一事件的标准操作步骤和要求制作成统一的格式，用来指导和规范日常的工作，显得专业、合理又高大上。SOP 将在未来很长一段时间内，仍然作为优秀的管理系统存在，因为这不但能够节省医务人员的教育培训成本，也同样能够简化流程，提高医疗效率，为科研提供规整的数据。

我们很好理解，如果一个科室只做痔疮手术，那么当建立了痔疮诊疗流程之后，从入院手术到出院，所有的器材和设备是非常专业化的配备，使得这个科室的医生、护士、护工、保洁人员只要做好这一件事就可以了。虽然是人与人完成的医疗行为，在这种设计中的人性其实是缺失的。每个病人都像一个零件一样在各个部门间流转，并且通过技术进行修理工作。

所以在鄙夷机器之前，我们首先需要反思自己所做的事情：我们所谓的专业、合理、规范，本质上难道不就是机械化么？我们会用量表来评价病人的疼痛和焦虑，会用结构化的表格来描述病人的症状，用病理的数值来分析病人的肿瘤分期和预后，还剩下多少东西是我们真正从医生的角度给出的主观判断？

——我好像能感受到你的疼痛，我会帮你解决的。

在我看来，人类一定拼不过人工智能的机械化操作，但人工智能反而能够比机械化的人类更有脑子。如果有可能的话，我宁愿让临床工作中机械的部分都拆解给机器，而由人类医生来负责中间方案探讨的"人文环节"。

一个病人到门诊和我吐槽他的"疑难杂症"——三家医院，居然给出了三种截然不同的病理诊断，他甚至带着报告去庙里上香，让佛祖帮他筛选出一个答案，他的描述是"这答案也未必比找第四个医生的判断更离谱"。这种极端情况在临床上虽不多见，但北上广医院的病理会诊推翻之前结论的情况还是存在的。尽管使用的是同款显微镜，经验的不同使得各地的病理诊断水平参差不齐。地方医院的病理科医生之所以要到北上广进修，也是为了让病理诊断能力得到一定的进步。

这个时候，人工智能机器仍然可以通过学习顶尖病理医师或者一个行业的金标准来构建病理知识库，并且达到和顶尖病理医生相当的水平，目前这款产品已经做出来并在推广应用过程当中了。我相信，在医疗资源不均衡的中国，这类产品能够解决相当一部分需求。

除了病理诊断之外，眼底的检测工具也已经投入使用，肺结节的筛查已经是非常成熟的技术，这些检测手段可以节省大量医生的重复性工作，并且因其不知疲倦的特性保持极高的准确性。

不止如此，可穿戴设备也一度成为资本的宠儿，在美国及我国都曾经出现这样的产品，通过给老年人佩戴设备，从而能敏锐地监测到心肌缺血或者致死性心律失常的信号，而这个信号不是发到病人的手机，也不是发给医生，而是直接发到急救中心，由急救中心与病人取得联系，并且指导病人休息并服药，等待急救。

未来的每一天，人工智能医疗都会以不同的形式与现代医学交融，每一个环节我们能做的都有很多，但最终起决定步骤的还是核心技术。现阶段绝大多数互联网产品仅仅关注在了链接病人、医生、医疗操作这些独立的个体所产生的交互上，而这一切其实都是对"有效的医疗"缺乏充分理解，只是看似解决了"去看病""去咨询"这些和有效医疗本质不相关的"问题"。

假如一个疾病医生本身就治不好，你又怎么指望机器医生就有办法？

人类最大的价值，仍然是定义"有效"、定义"生命"，以及定义"意义"本身。即便有一天人工智能医疗已经成为了医疗的主流，我依然坚信医生的价值。医生真的不需要把自己活成机器的模样，而人与人之间的情感，才是我们仅剩不多的、平复我们心灵的良药。否则，人类只会陷入被人工智能计算出的命运当中，已经忘了我们为什么而活，只能清晰地看到我们将如何赴死。

图书在版编目 (CIP) 数据

医生，你在想什么 / 王兴著 . —上海：上海译文
出版社，2023.6（2024.3重印）
ISBN 978-7-5327-9301-3

Ⅰ.①医⋯ Ⅱ.①王⋯ Ⅲ.①疾病–防治–普及读物
Ⅳ.① R4-49

中国国家版本馆 CIP 数据核字（2023）第 073470 号

医生，你在想什么
王兴 著
责任编辑 / 刘宇婷   装帧设计 / 魔都鼠兔工作室
特约编辑 / 齐文静   王经云   张登邑

上海译文出版社有限公司出版、发行
网址：www.yiwen.com.cn
201101   上海市闵行区号景路 159 弄 B 座
昆山市亭林印刷有限责任公司

开本 890×1240   1/32   印张 9.75   插页 2   字数 152,000
2023 年 6 月第 1 版   2024 年 3 月第 3 次印刷
印数：25,001-33,000 册

ISBN 978-7-5327-9301-3/R・007
定价：56.00 元

本书版权为本社独家所有，非经本社同意不得转载、摘编或复制
如有质量问题，请与承印厂质量科联系，T：0512-57751097